Susanne Häring Zimmerli

Homöopathische
Arzneimittel – Typen

Band III

Homöopathische Arzneimittel Typen

von Susanne Häring Zimmerli

Band III

Verlag Müller & Steinicke München

Wir können die Natur nur dadurch beherrschen,
dass wir uns ihren Gesetzen
unterwerfen.
(Francis Bacon, 1561–1626)

© 2006 Verlag Müller & Steinicke KG, München

ISBN 3-87569-188-1
ISBN 978-3-87569-188-7

Alle Rechte der Verbreitung, auch die der photomechanischen Wiedergabe oder der Einspeisung und Rückgewinnung in Datenverarbeitungsanlagen sind vorbehalten.

Gesamtherstellung: Grafik + Druck GmbH, München

Inhaltsverzeichnis

ACIDUM PICRINICUM
AETHUSA CYNAPIUM
AGARICUS
ALUMINA
AMBRA GRISEA
ANTIMON CRUDUM
ANTIMON TARTARICUM
ASA FOETIDA
BERBERIS VULGARIS
BORAX
BUFO RANA
CALCAREA SILICATA
CANNABIS INDICA
CAPSICUM
CAULOPHYLLUM
COLCHICUM
DULCAMARA
EUPATORIUM PERFOLIATUM
KALMIA LATIFOLIA
MAGNESIUM PHOSPHORICUM
NATRIUM SULFURICUM
NUX MOSCHATA
PHYTOLACCA
PIPER METHYSTICUM
RUTA GRAVEOLENS
SABINA
SARSAPARILLA
SPONGIA TOSTA
SYMPHYTUM
X-RAY

Praxisrosinen

Vorwort zu Band III

Elf Jahre liegen zwischen den ersten beiden Bänden und diesem dritten. Es waren Jahre voll intensiver Tätigkeit in meiner Allgemeinpraxis, während derer mir immer wieder Mittel begegneten, die ich in den ersten beiden Bänden vermisste.

Dazu kam, dass ich immer wieder von Studierenden der Homöopathie gebeten wurde, doch weiter Mittelbilder zu illustrieren. Inzwischen haben die anfangs von „Hardlinern" so belächelten Comics ja einige andere Autoren so nachhaltig inspiriert, dass mittlerweile einiges an Bildmaterial vorliegt.

Trotzdem ist es mir ein Anliegen, einige der Mittel, die mir in der Allgemeinpraxis lieb und teuer geworden sind, hier noch darzustellen:

So fand ich z.B. die Aussage von Vassilis Ghegas bestätigt, dass bei akuten Blasenentzündungen Sarsaparilla häufiger angezeigt sei als Cantharis.

Letzteres leistet dafür unvergleichliche Hilfe bei akuten Verbrennungen, auch lokal appliziert.

Ein weiterer Geheimtip von V. Ghegas ist die Wirksamkeit von Calcarea silicata bei hartnäckiger eitriger Akne.

Acidum picrinicum verdanken einige junge Juristen, Mediziner und Maturanden ihre guten Abschlussexamina. Es wirkt bei geistiger Erschöpfung im Erwachsenenalter oft besser als das häufiger verschriebene Acidum phosphoricum. Letzteres ist dafür bei Adoleszenten mit ihren Wachstumsschüben und daher gleichzeitigen körperlichen Erschöpfung, oft wirksamer.

Gegen die Prüfungsangst als solche bewährt sich zuverlässig Piper methysticum, am Vortag gegeben, mittags und abends in einer D4.

Wer einmal erlebt hat, wie eine Patientin, die stetig von lautem Rülpsen geplagt wird, auf eine einzige Dosis Asa foetida dauerhaft geheilt wurde, wird sich dieses Mittel merken.

Dulcamara in der regnerischen Übergangszeit wird m. E. auch oft verpasst und wäre bei vielen Erkältungsfällen die richtige Verschreibung.

Eines der wichtigsten Mittel für Asthma im Kindesalter ist Natrium sulfuricum, vor allem, wenn das Leiden durch feuchte und neblige Witterung ausgelöst wird.

Ein Patient mit unaufhaltsamem, trockenem Husten, der alle zwei Minuten rezidiviert, nervt und beunruhigt auch den Arzt im Sprechzimmer, vor allem auch, weil durchaus eine Pneumonie dahinterstecken kann. Hier kommt Spongia zum Einsatz, vorausgesetzt, der Arzt kennt die Symptomatik und das Mittelbild.

Magnesium phosphoricum ist nicht nur ein hilfreiches Spasmolytikum, häufig bei gastrointestinalen Beschwerden verabreicht, sondern eine sehr gute Hilfe bei Neuralgien und Ischialgien.

X-ray schließlich hat viele Carcinompatienten sicher durch ihre Bestrahlungsintervalle begleitet.

Nun wünsche ich jedem, der die dankbare Kunst der Homöopathie erlernt, viel Spass und immer wieder genügend Heilerfolge, um die Begeisterung und den Eifer, sich darin weiterzubilden, nicht erlahmen zu lassen.

Susanne Häring Zimmerli im August 2006

Heilen statt verarzten oder der richtige Griff in die Software

Vorwort der Verfasserin zu den Bänden I und II

Gesund sein heißt in Harmonie sein, ganz sein. Diese Ganzheit aber definiert sich nach dem Standpunkt des Betrachters. Je umfassender das geistige Konzept, desto stimmiger die Ganzheit.

Für einen Chirurgen bedeutet die Heilung seiner Kranken die Wiederherstellung ihrer körperlichen Integrität. Für einen Internisten bedeutet sie die Normalisierung der Körperfunktionen, für einen Priester bedeutet sie die Rückverbindung ans große Ganze. Die Ärzte der alten Hochkulturen waren noch Priester, sie waren Eingeweihte. In allen Geheimwissenschaften gab es das Wissen um die Organisation der Materie. Der Mensch und sein materieller Körper werden gebildet von einem hochfrequent schwingenden elektromagnetischen Feld, das ihn wie eine unsichtbare Gußform einbettet. Dies ist nicht der einzige formgebende unsichtbare Körper, es gibt noch deren höher frequent schwingende. Die »körpernahen« sind noch dem Individuum zugehörig, je »verdünnter«, hochfrequenter sie werden, desto überpersönlicher werden sie und zerfließen zuletzt mit denen anderer Individuen. Die Indianer nannten es den Großen Geist, C.G. Jung kam zum Begriff des »kollektiven Unbewußten«. Alle Yogasysteme und schamanistischen Praktiken zielen darauf hin, Herrschaft über diese höheren Körper und damit mehr Bewußtheit zu erlangen.

Je mehr sich aber ein Mensch die höheren Körper bewußt zugänglich macht, desto mehr erfährt er das Überpersönliche und beginnt sein Leben in den Dienst der Menschheit zu stellen.

Die Geschichte aller Religionsstifter dreht sich darum.

Je höher integriert ein Wesen in die Ganzheit eines Systems ist, desto bewußter und gesünder, desto energie- und lichtvoller ist es. Da die höheren Körper sehr hochfrequent schwingen, beinhalten sie auch eine hohe, lichtähnliche Qualität. Daher der Ausdruck »Erleuchteter« für einen, der einen hohen Bewußtseinsgrad erreicht hat.

Im Zeitalter wo J. Sheldrake den Begriff des morphogenetischen Feldes prägte, dürfte es nicht mehr lange dauern, bis die Physik diese oben genannten Prozesse nachweist und uns wieder ein komplexes Verständnis von Mensch und Kosmos schenkt. Dieses System wird spirituelle Dimensionen beinhalten und ist, wie schon erwähnt, in alten Hochkulturen Jahrtausende alt.

Warum so eine Einführung zu einem simplen Homöopathie-Zeichnungsbuch?

Materie ist verdichtete Energie. Sie wird demzufolge durch Prozesse im feinstofflichen Bereich gestaltet und verformt. 1973 wies J. N. Ott in England nach, daß Pflanzen unter Langzeiteinwirkung von elektromagnetischen Frequenzen, die von Farbfernsehröhren ausgehen, krankhaften, verkrümmten Wuchs zeigten. So hinterlässt beim Menschen zum Beispiel langdauernder unterdrückter Zorn ein charakteristisches Bild auf seinem Körper, in seiner Erscheinungsform, in seinen Körperfunktionen.

In der Homöopathie hat man den Charakter von tierischen, pflanzlichen und mineralischen Substanzen studiert; quasi ihre »Software«.

Wenn wir Musik als »Software« bezeichneten, so ist einzusehen, daß die Werke von J.S. Bach eine andere Charakterqualität haben als diejenigen von Johann Strauss. Bärlapp hat eine andere Charakterqualität als Immergrün.

Das Softwarebild ist anders. Durch schrittweises Verdünnen und Verschütteln kann, wie es scheint, der elektromagnetische Charakter einer Substanz festgehalten werden, je nach Verdünnungshöhe in verschiedenem Frequenzangebot.

Ähnliches heilt Ähnliches. Das Resonanzgesetz. Offensichtlich kommt bei einem Kranken mit dem entsprechenden Charakterbild die gestaute Energie wieder in Fluß, sobald es uns gelingt, das richtige Softwaremuster zu finden; wenn wir richtig ins Programm reinkommen, um in der Computersprache zu reden.

Je nach Frequenz erreichen wir entsprechende, feinstoffliche Körper. So bearbeiten wir mit den sehr hohen Frequenzen, den Hochpotenzen, ausschließlich geistige Anteile im Menschen. Die Heilung erstreckt sich dann über Wochen hin langsam auch auf die tieferfrequenten, die Körpersymptome, meist begleitet von Ausscheidungen, welche die Giftstoffe nach außen transportieren: Tränen, Schweiß, Schleim, Diarrhoe, Eiter. Prozesse, im Ablauf, wie wir sie von jeder Grippe kennen. Auf der geistigen Ebene kommt es zu Bewußtseinsschritten, zu Erkenntnisträumen, von denen die meisten Psychiater nur träumen können.

Materie ist also verdichtete Energie. Langjährige typische Energieverläufe führen demnach zu entsprechenden Erscheinungsbildern. Nun sind wir bei den Bildern:

Die nachfolgenden Bildtafeln stehen also für die einzelnen Softwarebilder der homöopathischen Substanzen, die ja dem Kranken möglichst ähnlich sein müssen, um eine Wirkung zu erzielen. So kann der Erfahrene schon aus dem Erscheinungsbild eines Kranken auf allfällige Beschwerden schließen: sieht er eine Frau vom Sepia Typ, so mutmaßt er bereits: Frühkindliche Vaterproblematik, Linksmigräne, Verstopfung, Cystitiden, Palmarekzem und allgemein Linksseitenbeschwerden.

Mein verehrter Lehrer, Mohinder Singh Jus, dessen eigener Lehrer B. K. Bose noch ein Schüler des legendären J. T. Kent gewesen war, pflegte zu sagen: »Ich gehe mit Euch wie ein Meistergärtner mit seinem Lehrling durch den Garten und zeige Euch: Dies hier ist eine Rose, dort eine Tulpe, hier ein adretter Arsentyp und dort der typische Sepia-Blick.«

Natürlich enthebt uns das nicht einer präzisen Befragung und Anamneseerhebung, eventuell auch einer differenzierten Repertorisation. Letztere sollten uns aber nie dazu verführen, den Blick aufs Ganze zu verlieren, denn oft ist es dieser erste, intuitive Eindruck, der entscheidend ist zur richtigen Mittelfindung.

»Wenn Du bei einer Nachkontrolle feststellst, daß in den Augen des Patienten mehr Licht, mehr Energie und Bewußtheit liegt, als das letzte Mal, so war Deine Therapie richtig. Dies, auch wenn das periphere Symptom, dessentwegen er vielleicht gekommen ist, noch nicht wesentlich gebessert hat. Lerne abwarten, wie die Natur die Heilung vollzieht: Der Geist ist höher als der Körper. Zuerst heile den Geist.« Dies die Worte meines Lehrers.

Das vorliegende Skizzenbuch ist nicht als eigenständiges Lehrmittel gedacht, sondern als Zusatz und Illustration der mittlerweile umfangreichen Materia Medica-Literatur.

Ich habe versucht, möglichst charakteristische Mittelbildtypen darzustellen, sodaß die eindeutigsten Vertreter auch von einem Anfänger erkannt werden können.

Homöopathie ist eine gesetzmäßige Wissenschaft, die wie jede andere über Jahrzehnte gelernt werden muß mit Intelligenz, Fleiß und Ausdauer. Zum Glück geben die oft spektakulären Heilungen genügend Ansporn, das Studium der Materia Medica zu einer Art Besessenheit oder engl. »devotion« werden zu lassen. Darüber hinaus braucht es das, was jeden guten Arzt in anderen Sparten auch auszeichnet: Einfühlungsvermögen, Intuition und den ich-freien Wunsch, dem Kranken zu helfen.

Frenkendorf, im Januar 1995   Dr. med. Susanne Häring Zimmerli

Acidum picrinicum
(Picrinsäure)

Allgemeine Müdigkeit, Gehirnmüdigkeit, nervöse Erschöpfung,
Konzentrationsschwäche, lustlos, willensschwach,
Schwere der Glieder, muss sich niederlegen,
Rückenschwäche,
Krämpfe, Schwäche- und Taubheitsgefühl
in Armen und Beinen.
Kopfschmerz, Augenentzündungen,
Gesteigerte Sexualität, Prostatahypertrophie,
Schlafstörungen.

Acidum picrinicum

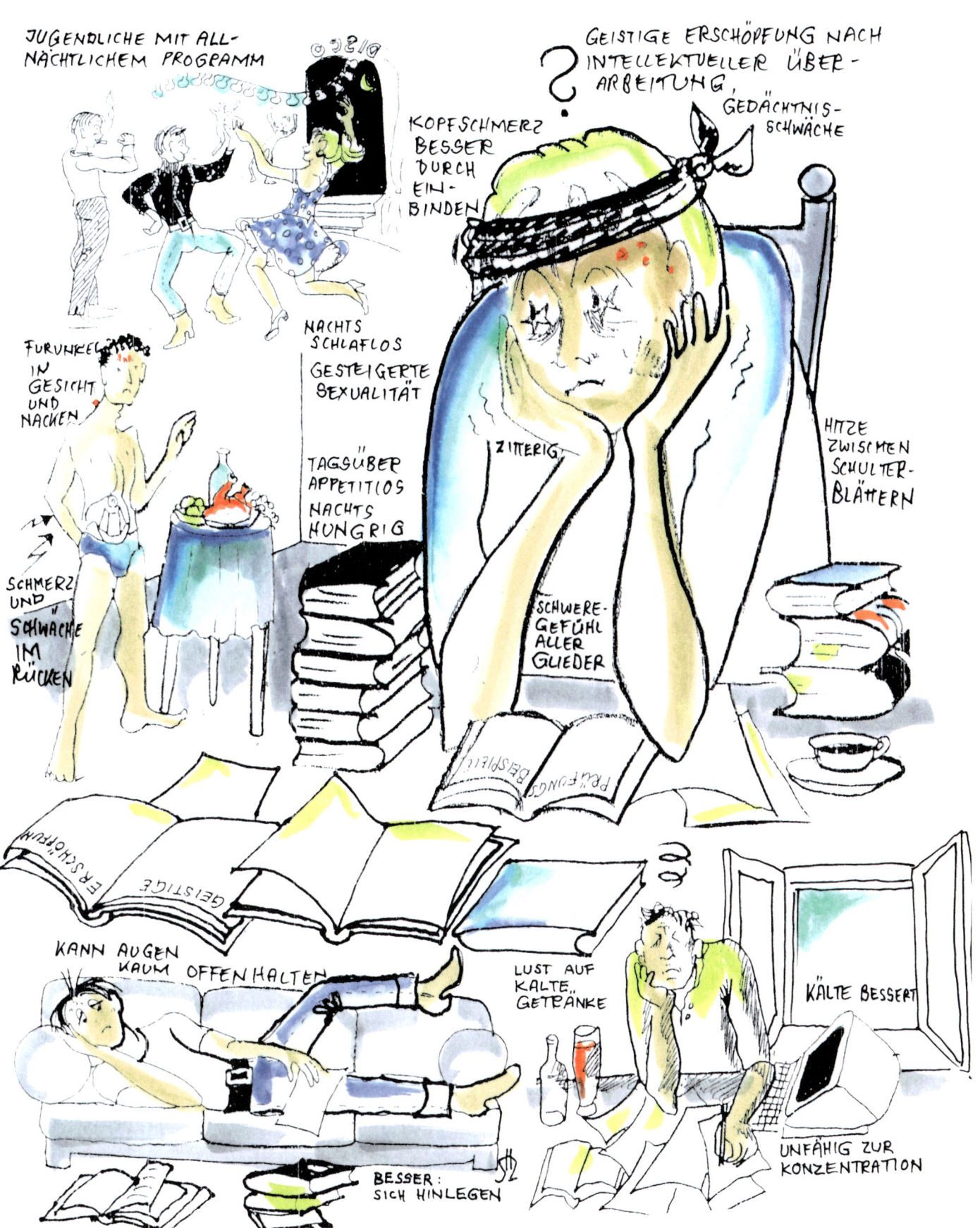

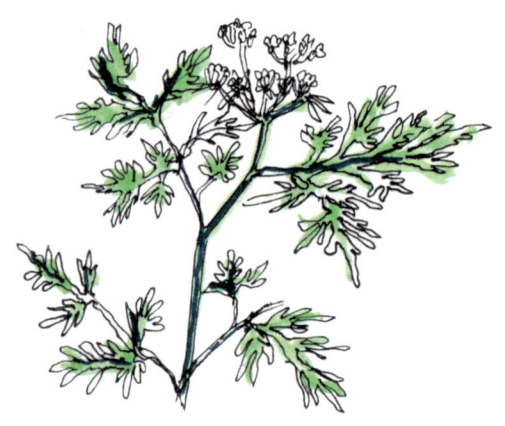

Aethusa cynapium
(Hundspetersilie)

Unverträglichkeit von Milch,
„speien" der Säuglinge, nach Erbrechen sofort wieder hungrig,
ausgeprägter Schwächezustand.
Kältegefühl des Bauches, subjektiv und objektiv,
Bauchkrämpfe, Stühle unverdaut, grünlich,
Brechdurchfälle bei Kindern nach falscher Ernährung im Sommer.

AETHUSA

UNVERTRÄGLICHKEIT VON MILCH

DURSTLOSIGKEIT
(DD.: APIS, PULSATILLA)

SONNE, WÄRME, SOMMER VERSCHLIMMERN

PLÖTZLICHES HEFTIGES ERBRECHEN IM SCHWALL. PYLOROSPASMUS DER SÄUGLINGE

"SPEIEN" DER BABYS

BRECHDURCHFALL VON KINDERN NACH FALSCHER ERNÄHRUNG ODER IM SOMMER

SCHWÄCHE, KIND IST UNFÄHIG ZU STEHEN ODER DEN KOPF ZU HALTEN

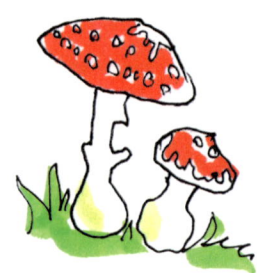

Agaricus muscarius
(Fliegenpilz)

Übererregter, rauschartiger Zustand mit ruckartigen,
zuckenden, unkoordinierten oder rhythmischen Bewegungen.
Kopfrollen der Kinder, Veitstanz, Zittern,
Spasmen bis lähmungsartige Schwäche,
düstere, morbide Gedankenwelt, exaltierte Phantasie,
hyperaktiv, heiter erregt bis reizbar und zornig.
Tics, Grimassieren des Gesichts,
Hautgefühl kalt, prickelnd wie Eisnadeln bei objektiv warmer Haut,
verzögerte Entwicklung bei Kindern.

AGARICUS

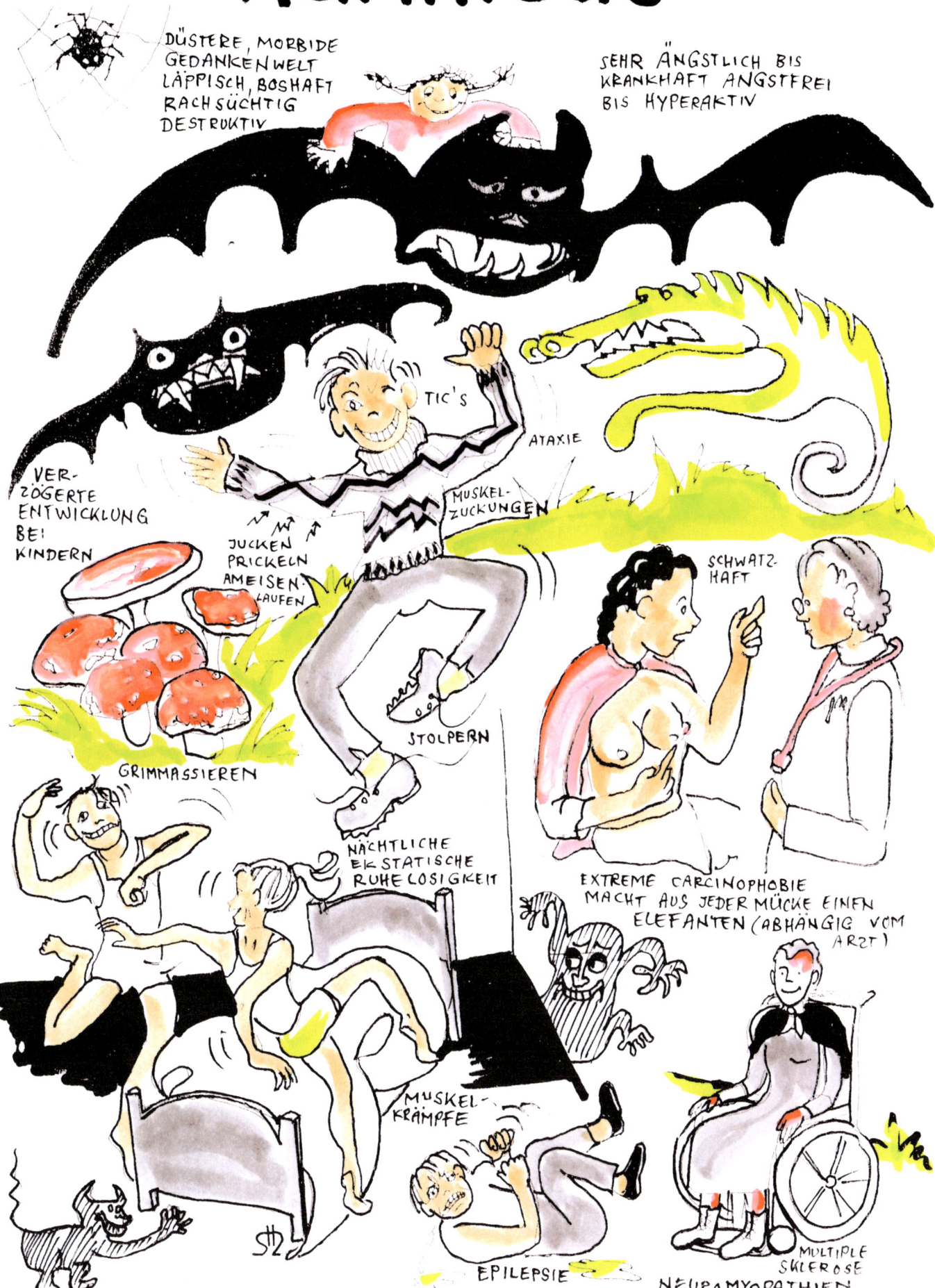

Alumina
(gebrannte Tonerde, Aluminiumoxyd)

Innere Ruhelosigkeit und Hast.
Ängstlich, schreckhaft, ärgerlich und eigensinnig,
Gedächtnisschwäche, lähmungsartige Müdigkeit,
aber trotzdem motorisch unruhig.
Erschöpfung nach kleinster Anstrengung,
denkt beim Anblick eines Messers an Suicid,
große Trockenheit der Haut und Schleimhäute.
Gieriger Hunger bis Appetitlosigkeit.
Verlangen nach Kreide oder Kohle,
dauerndes Frieren bei Mangel an Eigenwärme,
hartnäckige Obstipation, kleinknolliger Stuhl,
Unverträglichkeit von Kartoffeln und Alkohol.

ALUMINA

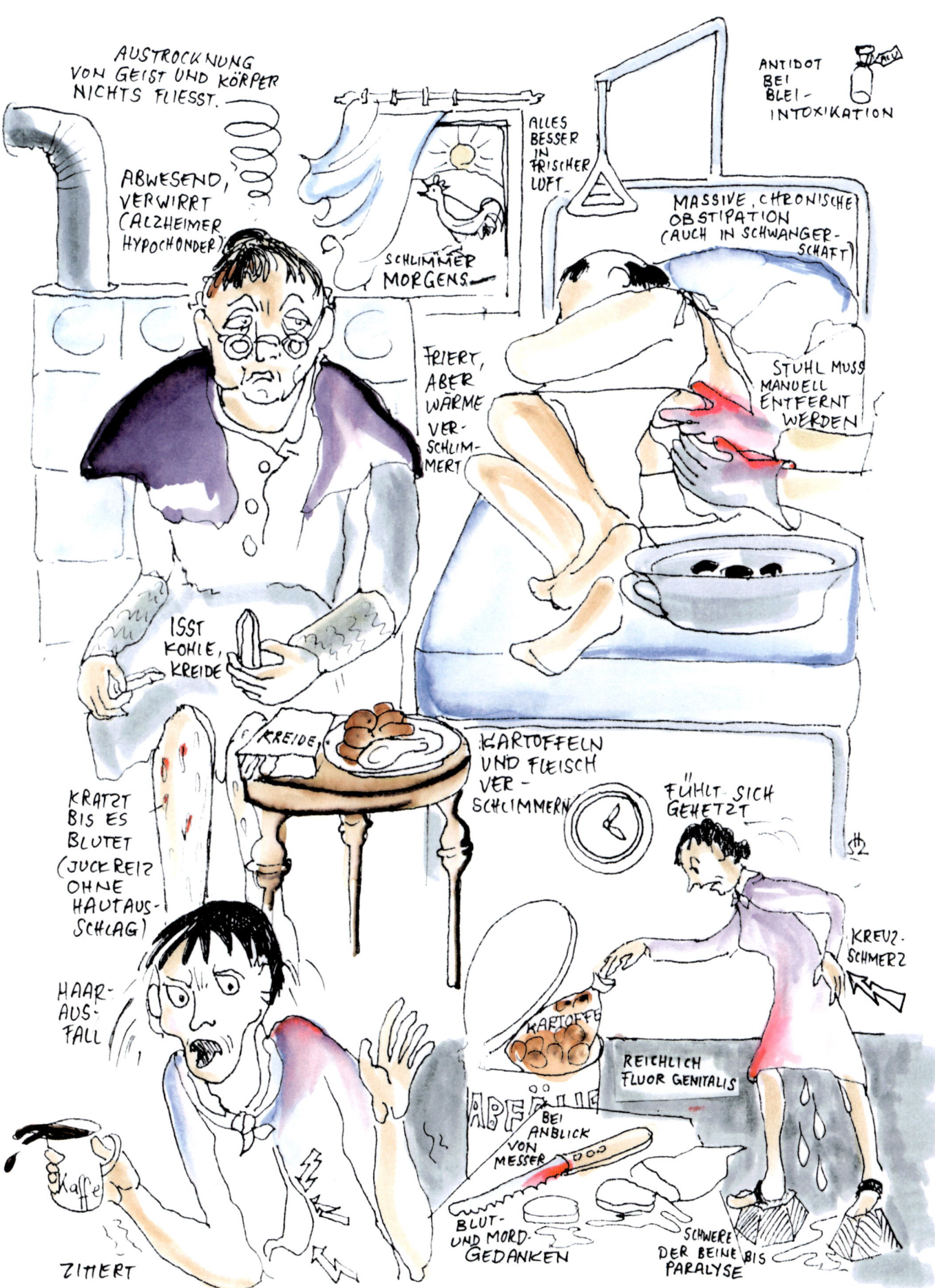

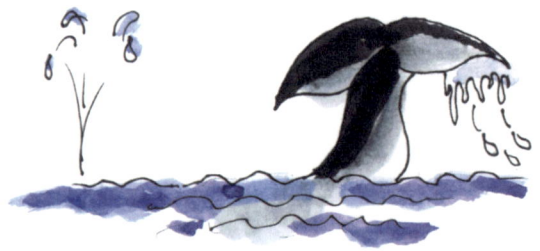

Ambra grisea
(Ausscheidung des Pottwals)

Hypersensibel auf alle äußeren Eindrücke,
Gegenwart anderer Personen verschlimmert.
Gedrückte oder ärgerliche Stimmung,
Gedächtnisschwäche, weint auf Musik.
Schlaflosgkeit v.a. älterer Menschen nach Enttäuschungen oder
langwierigen organischen Krankheiten,
krampfhafter Husten, schlimmer durch Essen
oder durch Musik.

AMBRA GRISEA

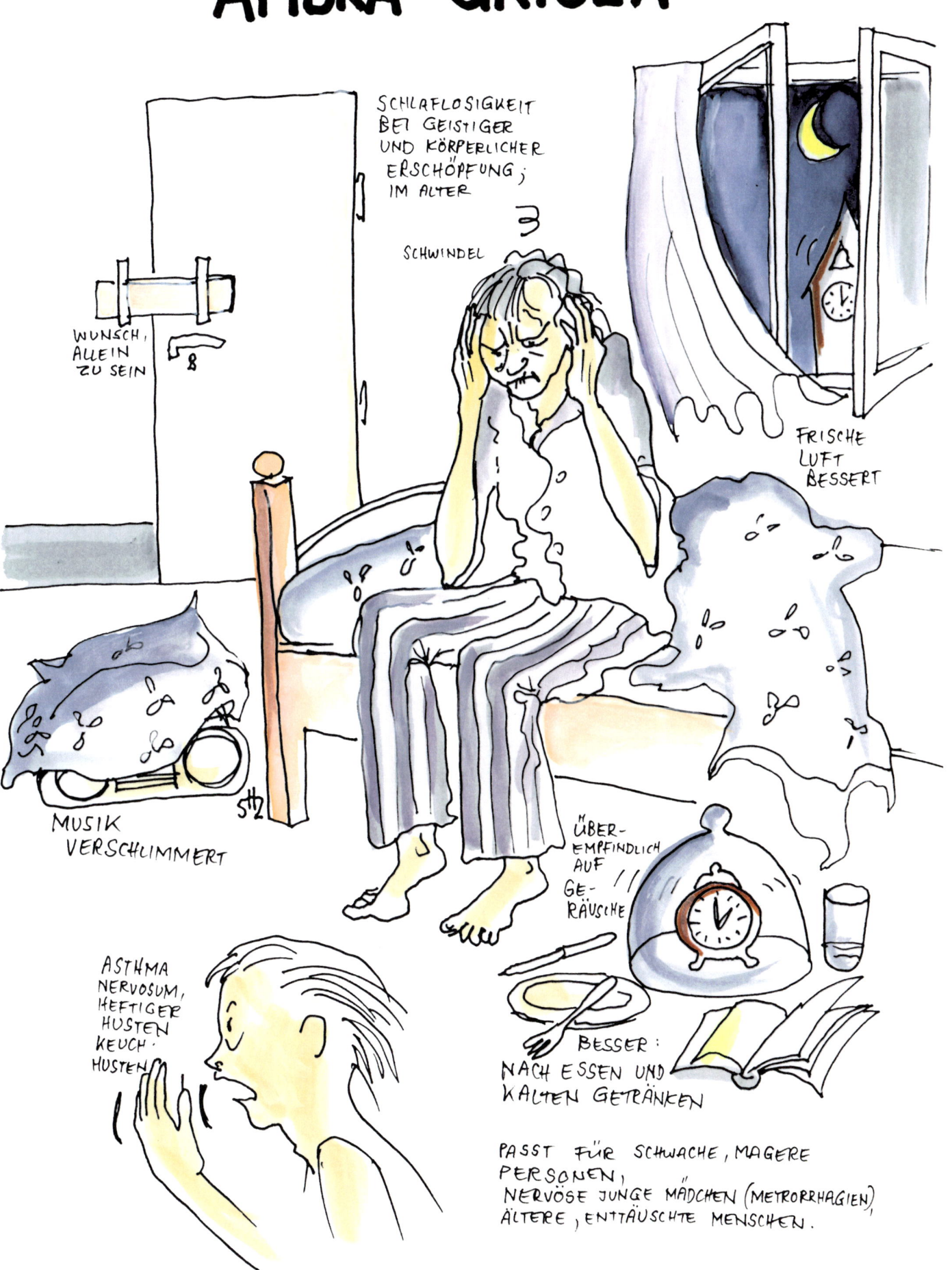

Antimon crudum
(Grauspießglanzerz)

Störrischer, übelgelaunter Charakter,
Kinder wollen sich nicht berühren oder anschauen lassen,
unordentlich; sentimentaler Poet.
Schwellung des Körpers, Adipositas (oder Abmagerung),
Magenbeschwerden, Verlangen nach Saurem,
häufiges Erbrechen, das nicht erleichtert, dick weiß belegte Zunge,
Abneigung gegen (kaltes) Waschen oder Baden, auch Verschlimmerung
dadurch.
Flache Warzen an den Fingern, Fußsohlenschmerzen,
Unverträglichkeit von Sonne und Hitze.

Antimon crudum

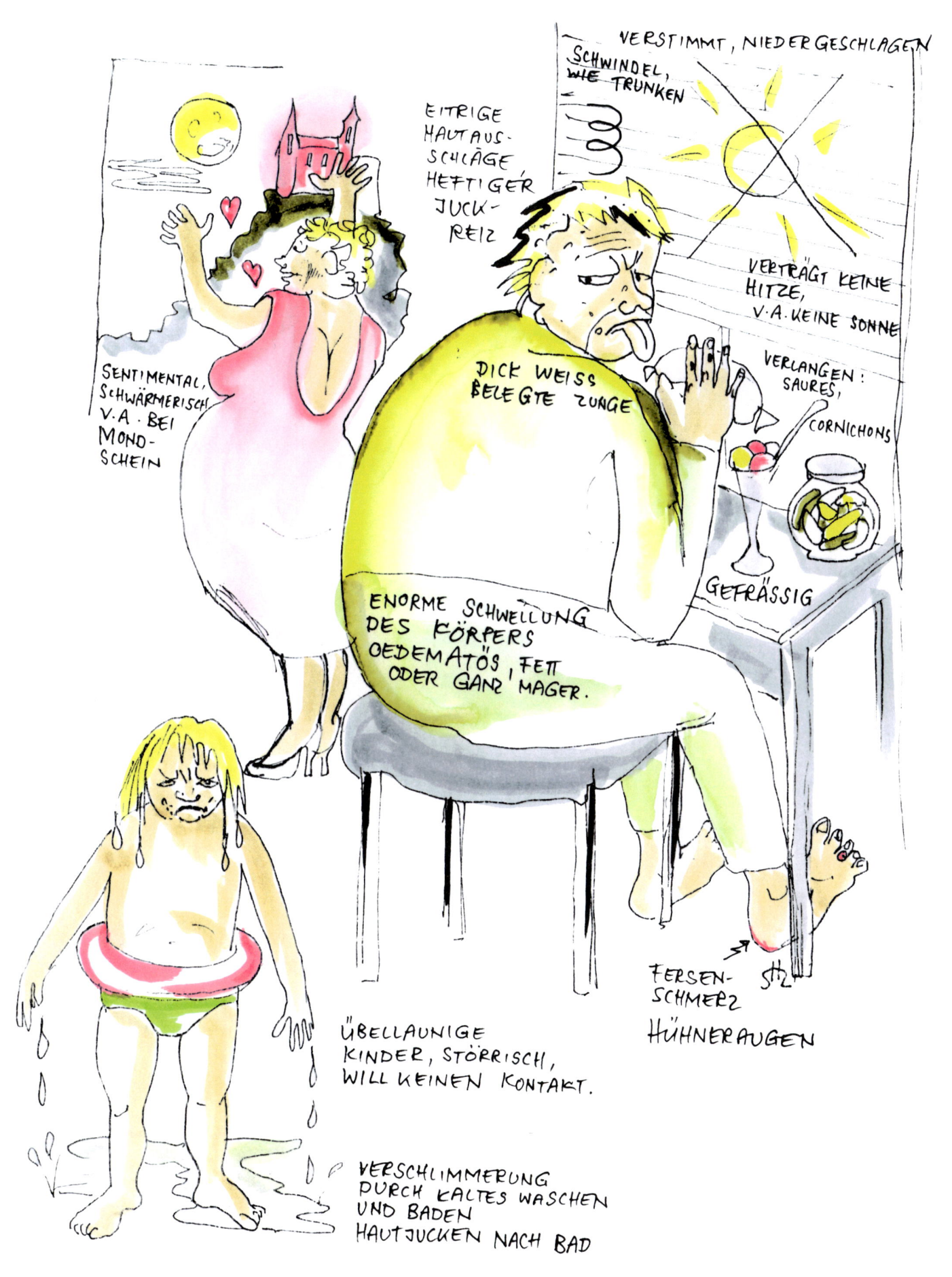

Antimon tartaricum
Brechweinstein

Bronchitis oder Bronchopneumonie mit viel Schleimrasseln
und kaum Auswurf, schwacher Kreislauf
bei Kindern oder alten Leuten,
Schläfrigkeit, Schlummersucht,
Kitzeln im Kehlkopf.
Übelkeit mit Angst, Erbrechen bis zur Erschöpfung,
reichlich kalter Schweiss.

ANTIMON TARTARICUM

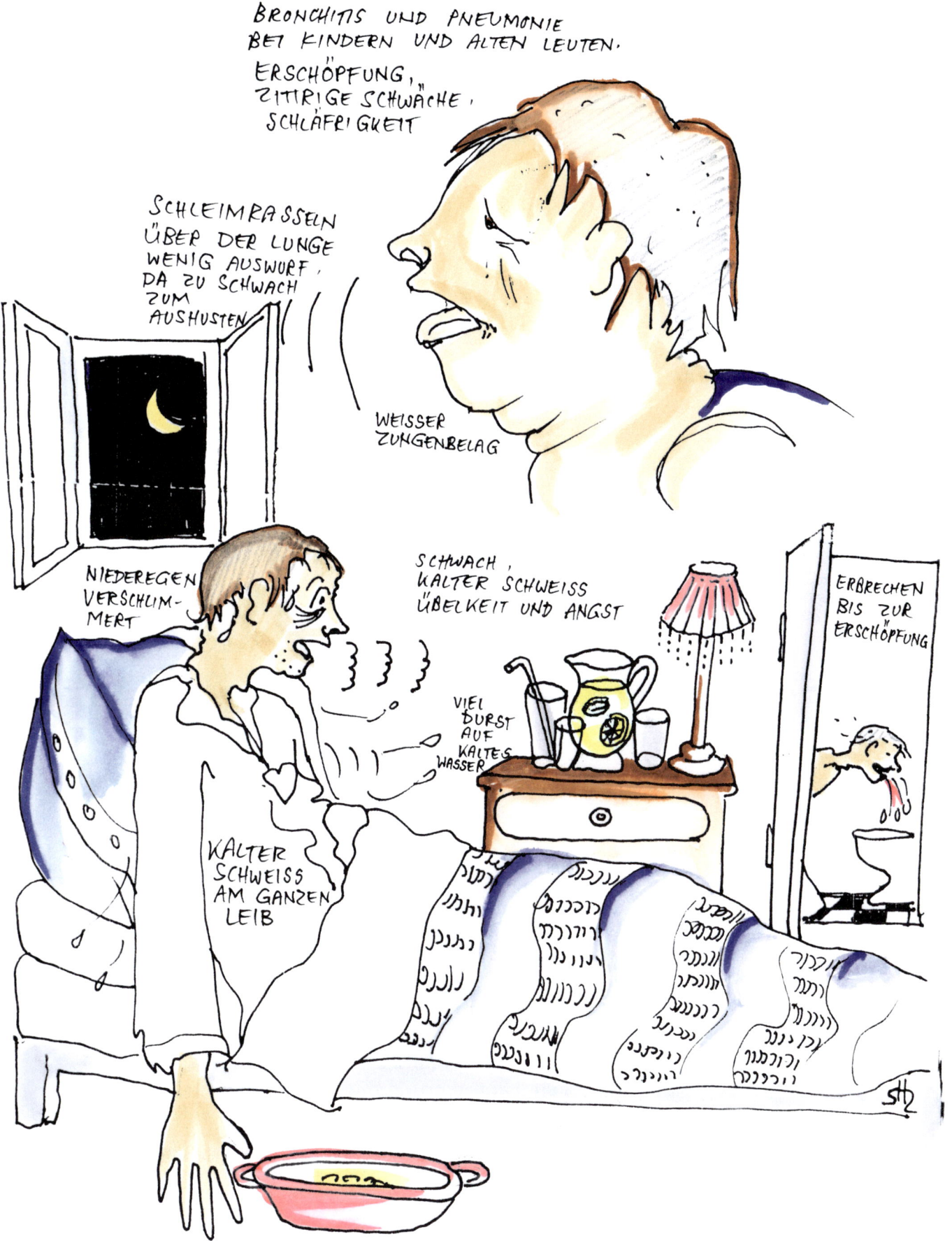

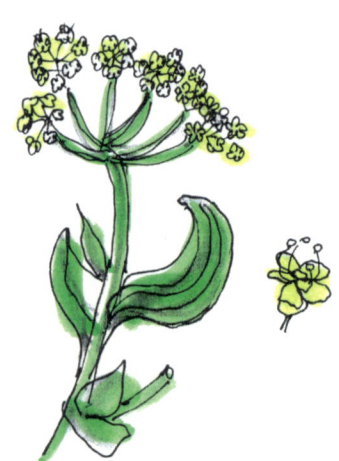

Asa foetida
Stinkasant

Blähungen, Völlegefühl,
spastische Magen- Darmbeschwerden, explosives Rülpsen,
Brustbeklemmung, Erstickungsgefühl, hysterische Furcht,
Knochenentzündungen und -schmerzen, Fistelbildungen,
Nekrosen am Schienbein, Ulcera cruris mit übelriechenden
Eiterungen.

Asa foetida

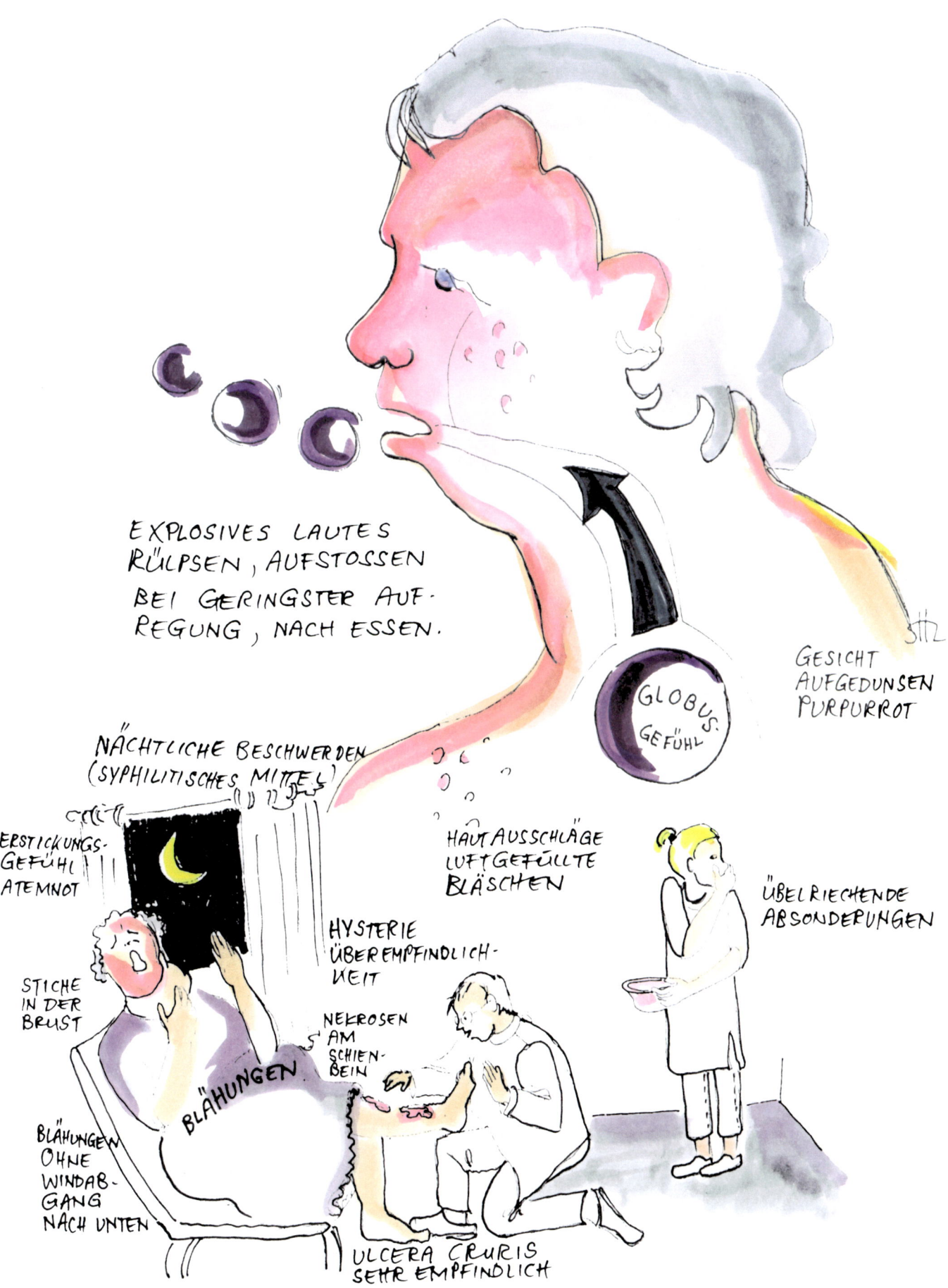

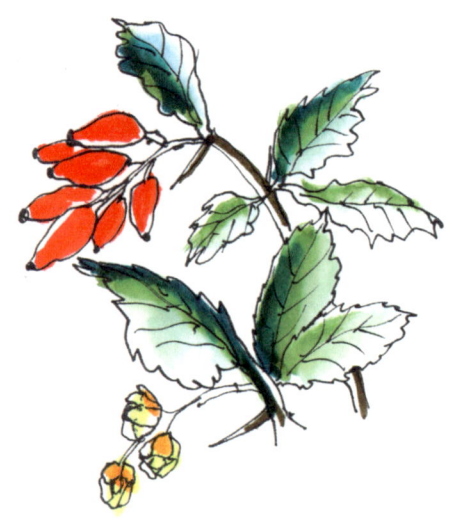

Berberis vulgaris
Sauerdorn

Nieren-, Haut-und Gichtmittel,
Rheumatische, neuralgische Schmerzen,
Nieren- und Gallensteine mit Koliken, Ikterus,
Schmerz in der Nierengegend, den
ableitenden Harnwegen entlang ausstrahlend, Blasenschmerzen,
Harnwegsinfekte,
juckende, brennende Hautaffektionen,
Gefühl wie Aufsprudeln unter der Haut,
Urin trüb, flockig, schleimig oder mit rotem
oder griesartigem Sediment.

BERBERIS VULGARIS

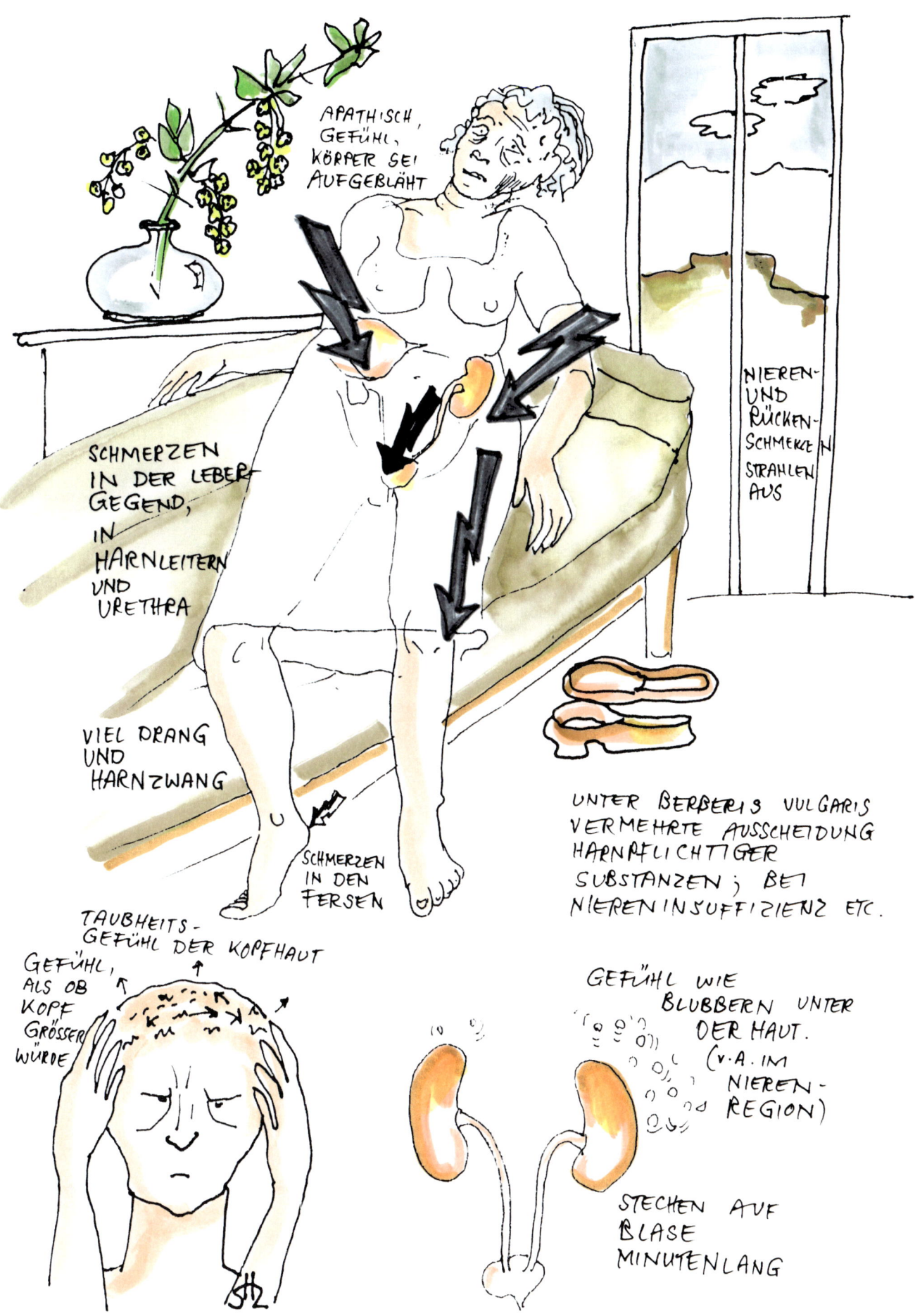

Borax
Natriumtetraborat

Große Angst vor Auf- oder Abwärtsbewegungen (Lift), Furcht zu fallen,
extrem nervöse, schreckhafte und geräuschempfindliche Kinder,
weinen vor Stuhl- und Harnentleerung, heiter danach,
Haare verwickeln und verkleben sich,
Lidrandentzündungen, Aphten im Mund und auf Zunge,
halten Kind vom Saugen ab, Muttermilch dickflüssig,
schmeckt schlecht,
Haut trocken, zu Eiterungen neigend,
Unfruchtbarkeit, begünstigt Empfängnis.

BORAX

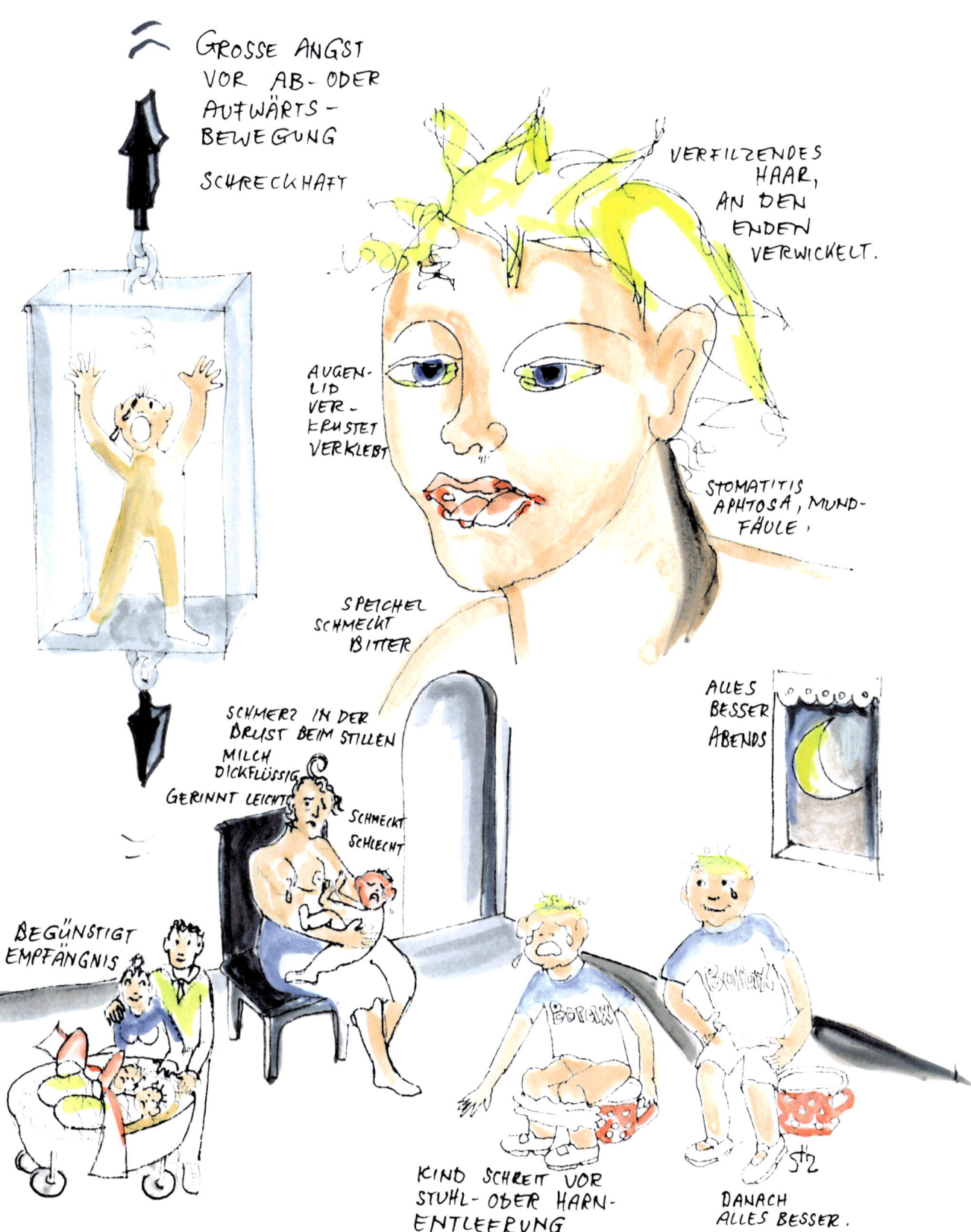

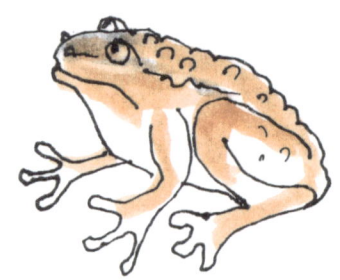

Bufo rana
Kröte

Geistiger und moralischer Verfall, Idiotie, Gedächtnis- und Konzentrationsschwäche, vorzeitige Senilität, übersteigerte Sexualität, Masturbation, Muskelkrämpfe, Krampfanfälle, Epilepsie.

BUFO RANA

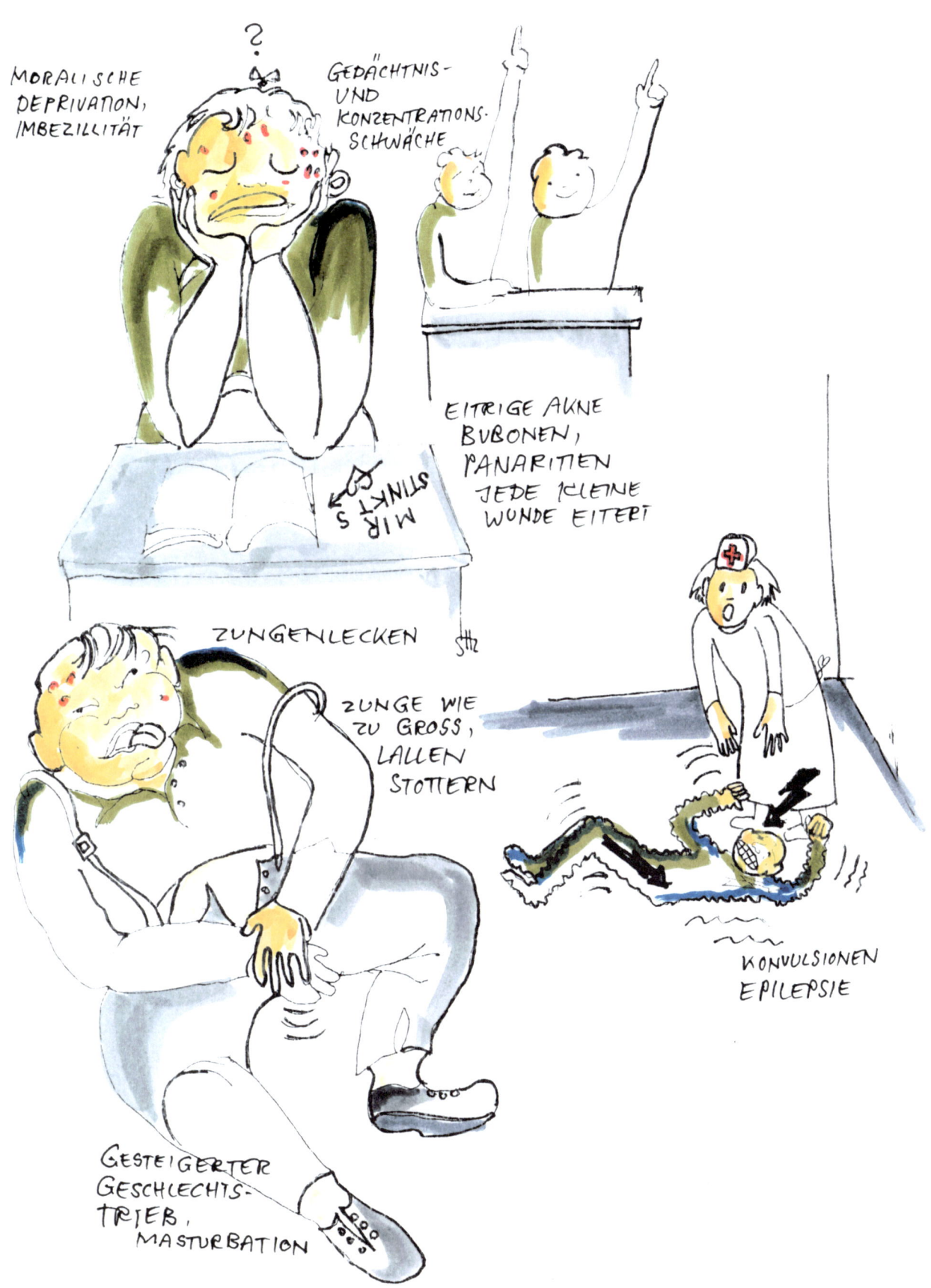

Calcarea silicata

große Kälteempfindlichkeit,
erschöpft, empfindlich, entmutigt, geistesabwesend,
Kälte am (Hinter-)Kopf,
Katarrhe der Luftwege, Flatulenz nach dem Essen,
unregelmäßige, schmerzhafte Menses, Leukorrhoe,
Extremitäten bläulich, kalt und feucht,
Haut juckt und brennt,
Mitesser, Pickel, Komedonenakne.

CALCAREA SILICATA

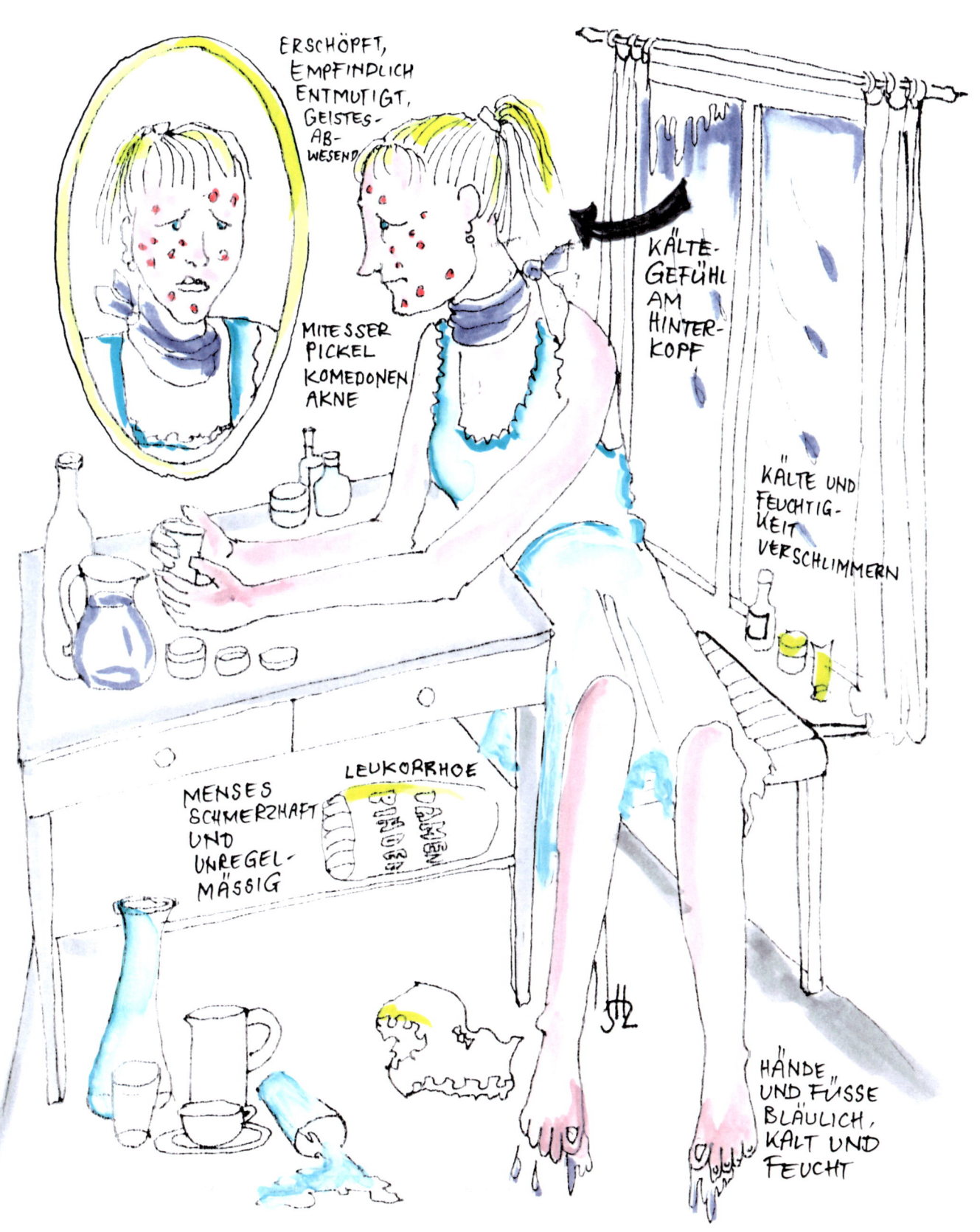

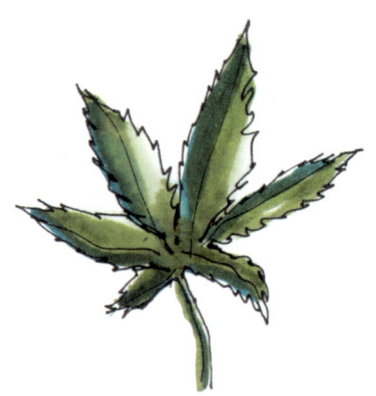

Cannabis indica
(Haschisch)

Halluzinationen, desorientiert puncto Zeit und Raum.
Ruhelos, in ständiger Bewegung, geschwätzig,
sehr vergesslich, willensschwach,
Kopfschmerz, als öffne sich die Schädeldecke,
Angst mit nervöser Atemnot, Asthma,
Herzklopfen weckt aus Schlaf, langsamer Puls,
paralytische Gliederschwäche,
Empfindung wie Ball am After, Harndrang und -zwang,
spärlicher Urin, der nur tropfenweise abgeht.

Cannabis indica

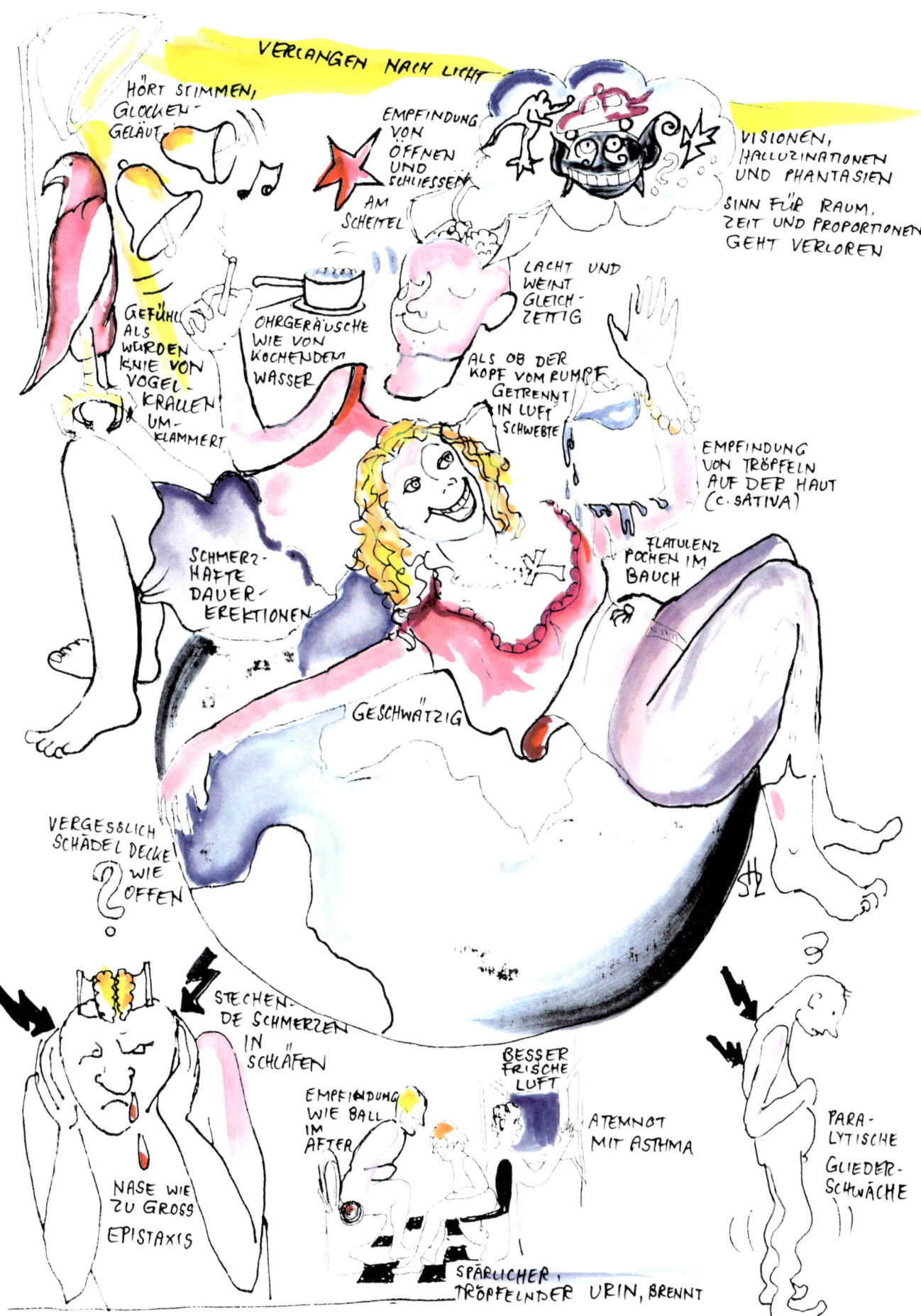

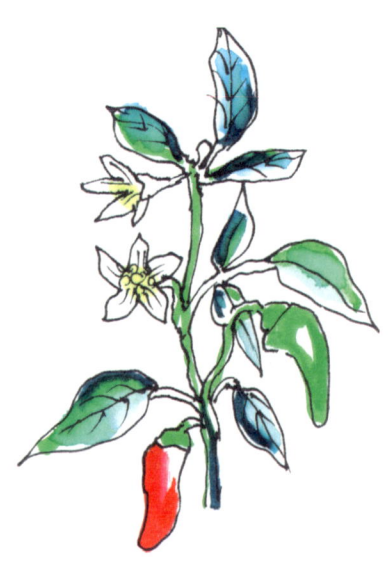

Capsicum
(spanischer Pfeffer)

Unbeholfen, widerspenstig, ängstlich, adipös,
braucht die Sicherheit täglicher Routine,
Heimweh, Suicidneigung, Schlaflosigkeit,
Mangel an Körperwärme,
gerötete Wangen und Nase (rot, aber kalt),
brennend-beißende Schmerzen und Entzündungen
(Mastoiditis, Otitis, Bronchitis, Hämorrhoiden).
Sodbrennen und Blähungskoliken,
heftiger Durst, aber Frostschauder und Verdauungsbeschwerden
nach Trinken.

(Complement: Nat. mur.)

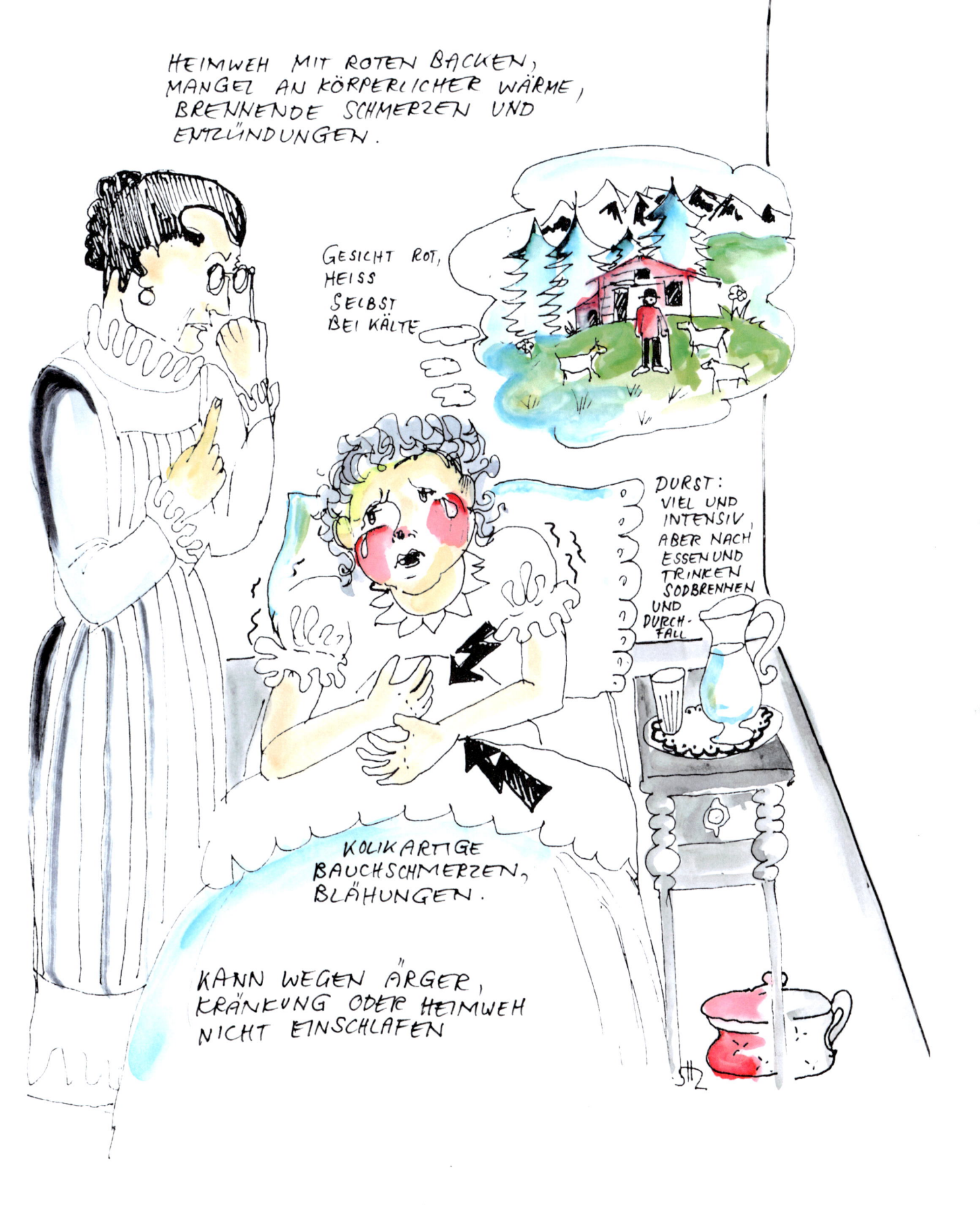

Capsicum

Heimweh mit roten Backen, Mangel an körperlicher Wärme, brennende Schmerzen und Entzündungen.

Gesicht rot, heiss selbst bei Kälte

Durst: viel und intensiv, aber nach Essen und Trinken Sodbrennen und Durchfall

Kolikartige Bauchschmerzen, Blähungen.

Kann wegen Ärger, Kränkung oder Heimweh nicht einschlafen

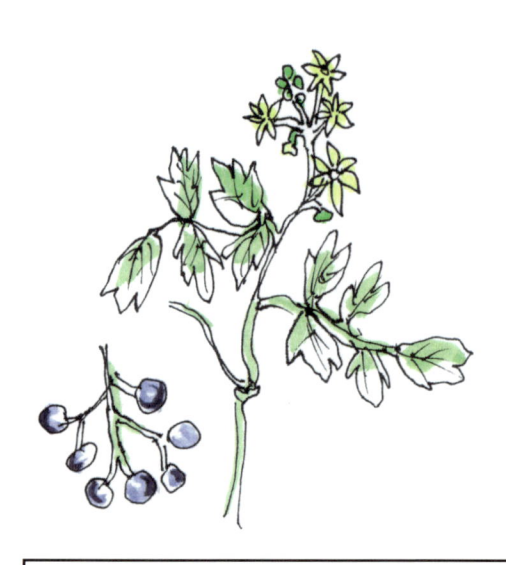

Caulophyllum
(Frauenwurzel)

Frauenmittel. Verkrampfter, rigider Muttermund verzögert Geburt.
Starke spastische Schmerzen, in alle Richtungen strahlend.
Wehen zu schwach, zu kurz oder unregelmäßig;
falsche Wehen, Nachwehen, persisitierende Lochien.
Abortneigung. Menses und Leukorrhoe reichlich.
Arznei bei rheumatischen Schmerzen der
kleinen Gelenke (besonders Fingergelenke,
v.a. im Klimakterium).

CAULOPHYLLUM

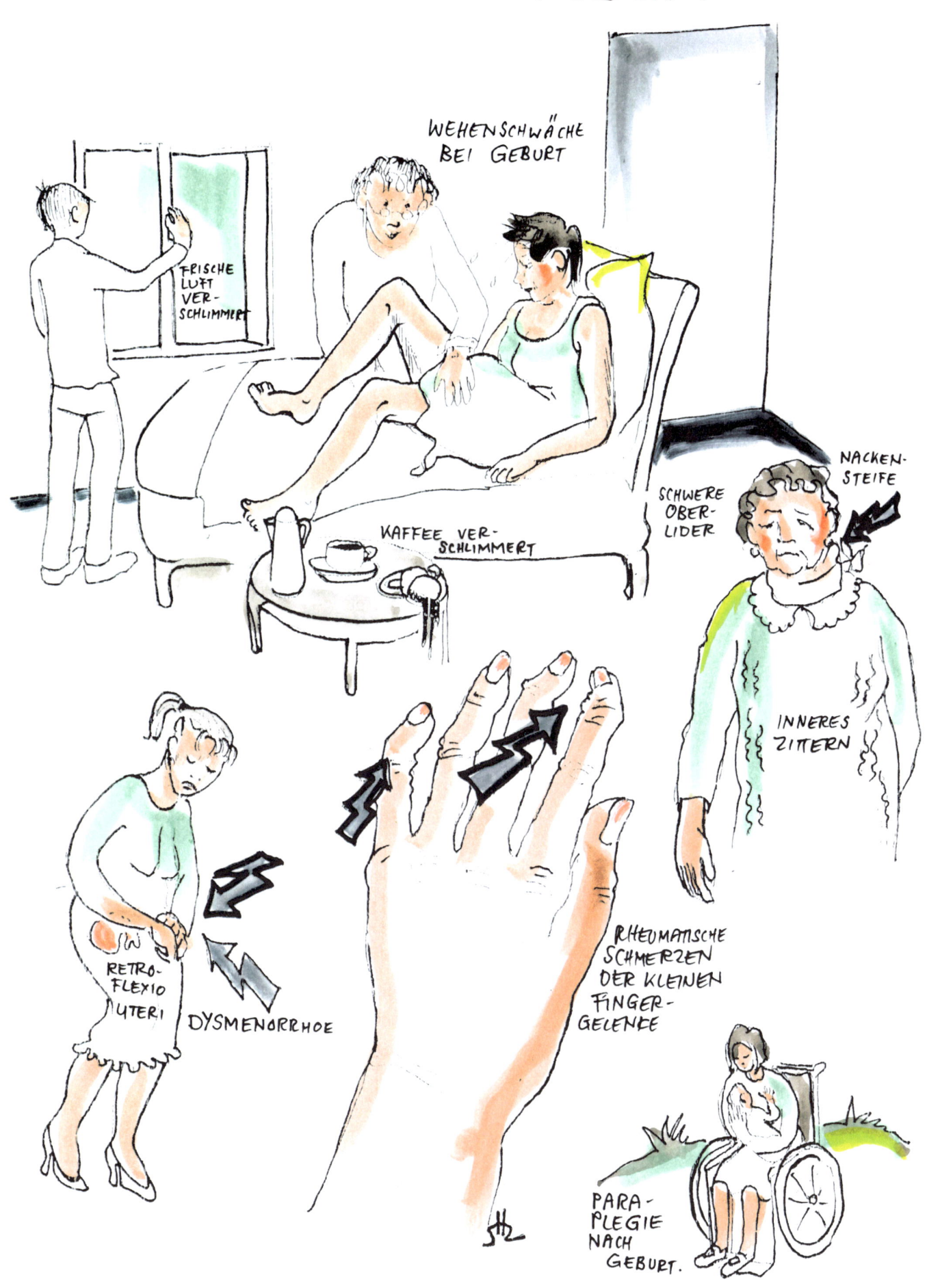

WEHENSCHWÄCHE BEI GEBURT

FRISCHE LUFT VERSCHLIMMERT

KAFFEE VERSCHLIMMERT

SCHWERE OBERLIDER

NACKENSTEIFE

INNERES ZITTERN

RETROFLEXIO UTERI

DYSMENORRHOE

RHEUMATISCHE SCHMERZEN DER KLEINEN FINGERGELENKE

PARAPLEGIE NACH GEBURT.

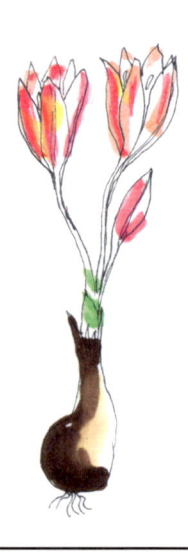

Colchicum autumnale
(Herbstzeitlose)

Überempfindlichkeit der Sinne,
Rasche Erschöpfung bei akuten Krankheiten,
rheumatische Gelenkschmerzen, wandernd und überspringend,
Prickeln, Taubheit und Steifheit in Extremitäten,
Gelenke rot, heiß, geschwollen, Gicht,
Übelkeit bis Ohnmacht, schon Anblick und Geruch von Speisen verursachen Übelkeit,
Durstig, aber verträgt nichts, (selbst Speichelschlucken verursacht Brechreiz),
Koliken, Durchfälle (choleraartig),
chronische Colitis mit Schleimfetzen,
Albuminurie, Diabetes,

bei Rheumatismus bewährte Mittelfolge:
Medorrhin- Sulfur- Colchicum.
(nach V. Ghegas)

COLCHICUM

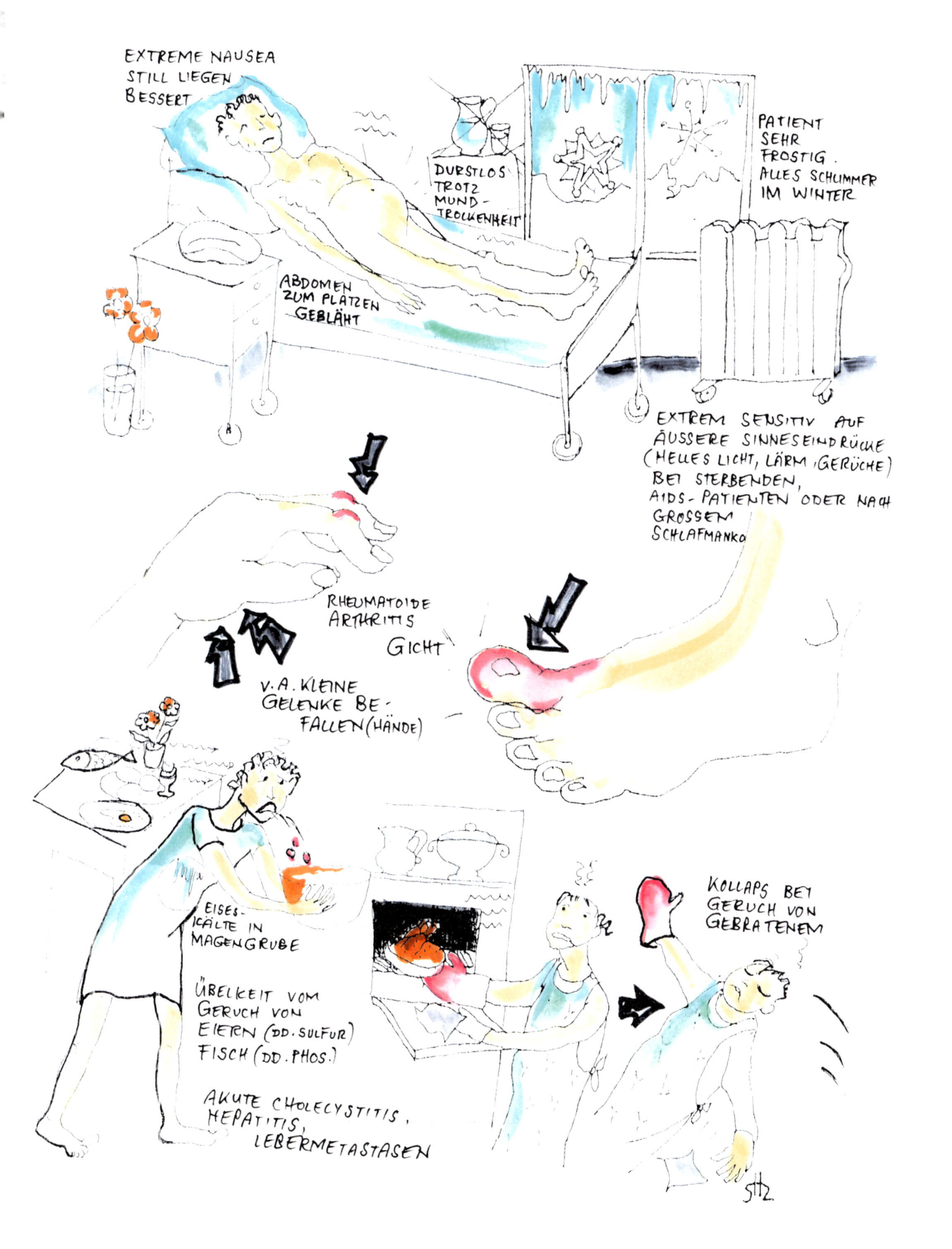

EXTREME NAUSEA STILL LIEGEN BESSERT

DURSTLOS TROTZ MUNDTROCKENHEIT

ABDOMEN ZUM PLATZEN GEBLÄHT

PATIENT SEHR FROSTIG. ALLES SCHLIMMER IM WINTER

EXTREM SENSITIV AUF ÄUSSERE SINNESEINDRÜCKE (HELLES LICHT, LÄRM, GERÜCHE) BEI STERBENDEN, AIDS-PATIENTEN ODER NACH GROSSEM SCHLAFMANKO

RHEUMATOIDE ARTHRITIS
GICHT
V.A. KLEINE GELENKE BEFALLEN (HÄNDE)

EISESKÄLTE IN MAGENGRUBE

ÜBELKEIT VOM GERUCH VON EIERN (DD. SULFUR) FISCH (DD. PHOS.)

AKUTE CHOLECYSTITIS, HEPATITIS, LEBERMETASTASEN

KOLLAPS BEI GERUCH VON GEBRATENEM

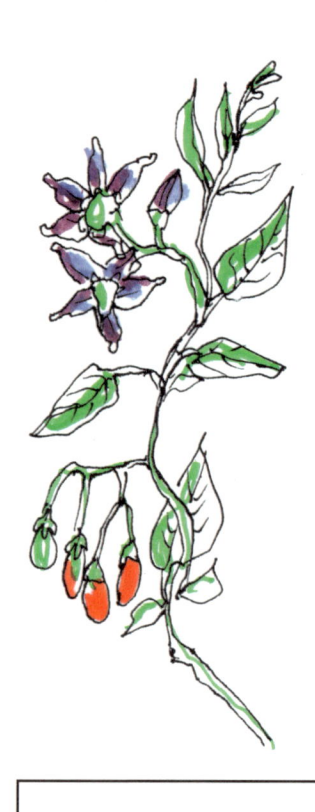

Dulcamara
(Bittersüß)

Mittel für „heiße Tage, kalte Nächte", und
nach „Sitzen auf einem kalten Stein"
reizbarer, rechthaberischer und ruheloser Patient,
große Empfindlichkeit auf nasse Kälte und Durchnässung,
Schnupfen, trockener Husten, Diarrhoe, Zystitis.
Gliederschmerzen, die durch kräftige Bewegung bessern.
Hautjucken und Quaddelbildung, v.a. nachts.

DULCAMARA

HEISSE TAGE — **KALTE NÄCHTE**

FOLGEN VON UNTERKÜHLUNG / DURCHNÄSSUNG

VERWIRRUNG, KANN SICH NICHT KONZENTRIEREN

OHRENSCHMERZEN

LIPPENHERPES

TONSILLITIS BEI JEDEM KÄLTEEINBRUCH

WARZEN AN FINGERSPITZEN

HAUTAUSSCHLÄGE JUCKEND, BRENNEND

WIDERWILLE GEGEN ESSEN

URTICARIA, KRUSTEN, BORKEN

FOLGEN VON ZU LANGEM BAD IN KALTEM WASSER

HEFTIGER DURST AUF KALTES

FRÖSTELN, NACKENSTEIFE

CYSTITIS, DYSMENORRHOE

KÄLTEGEFÜHL LUMBAL

SCHLEIMIGE DURCHFÄLLE

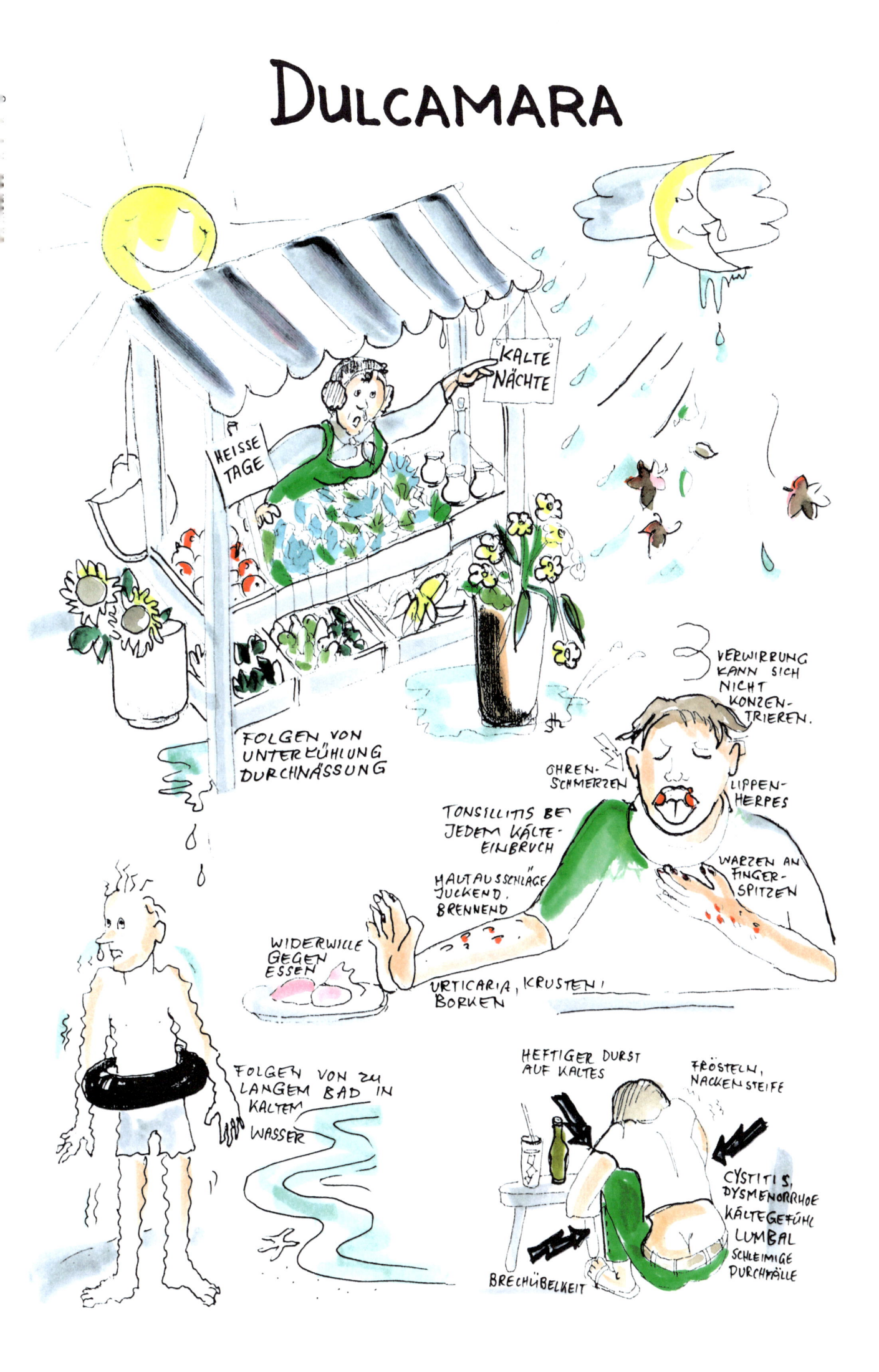

BRECHÜBELKEIT

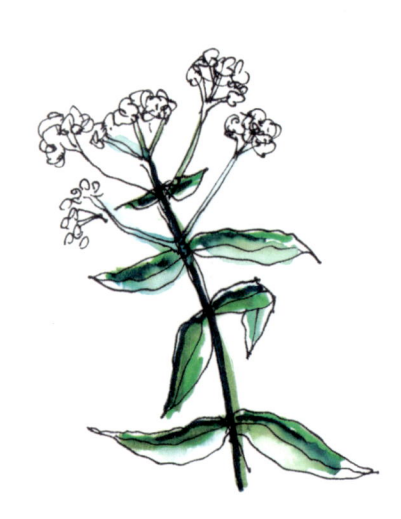

Eupatorium perfoliatum
(Wasserhanf)

Grippemittel
mit großer Abgeschlagenheit und Gliederschmerzen,
als wären die Knochen gebrochen,
periodisch auftretendes Fieber, morgens von 7-9 Uhr,
Kopfschmerzen wie von Metallkappe,
Migräne mit Galleerbrechen,
Leberschmerzen, Ikterus,
wenig Schweiß, Schweißausbruch lindert.
(Complement: Natrium muriaticum, Sepia)

Eupatorium perfoliatum

- Schweiss spärlich oft fehlend
- Schwitzen bessert
- Schüttelfrost
- Friert, will zugedeckt sein
- Hohes Fieber intermittierend
- Liegen auf dem Gesicht bessert
- Gefühl wie Metallkappe
- Zerschlagenheitsschmerz
- Wehtun der Muskeln als wäre jeder Knochen im Leib zerschlagen.
- Gicht
- Geruch oder Anblick von Essen verschlimmert
- Schwindel
- Migräne
- Schlimmer: kalte Luft
- Durst auf kaltes Wasser
- Aber Schaudern und Galle-Erbrechen nach Trinken
- Husten schmerzt (wie wund) muss sich die Brust halten
- Mundwinkel-Rhagaden

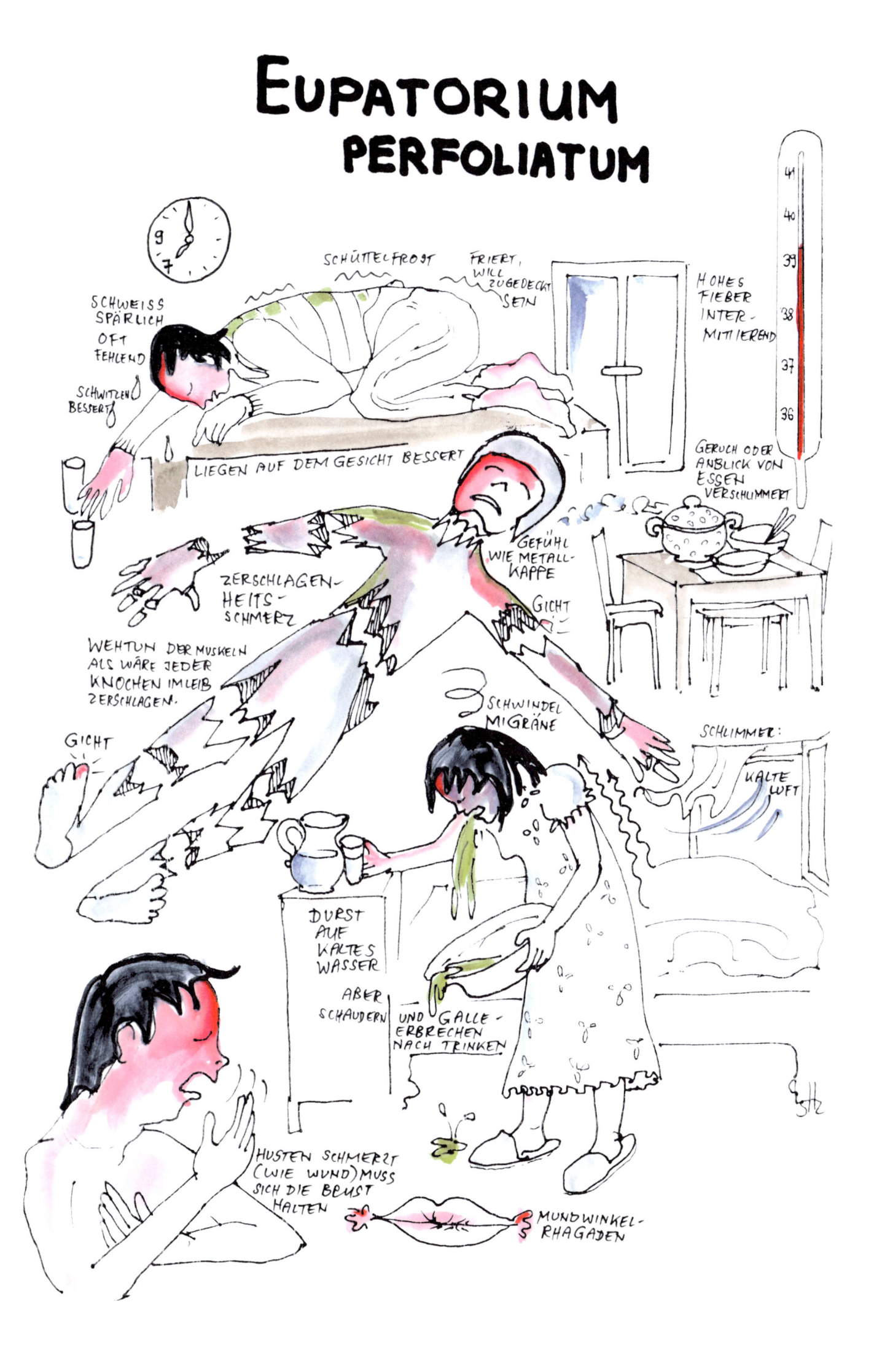

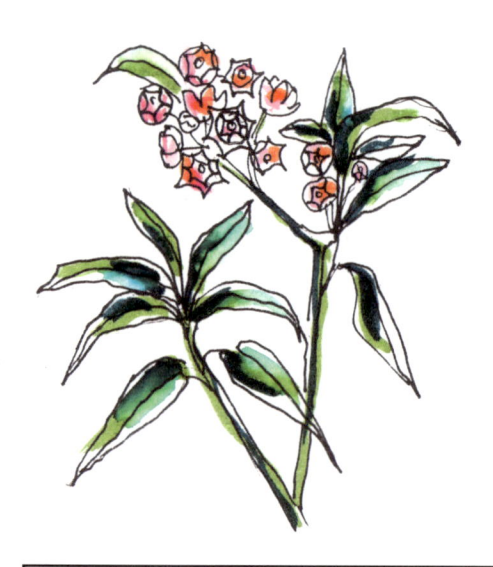

Kalmia latifolia
Berglorbeer

Nervöser, ängstlicher, ungeduldiger bis schläfriger Patient
mit rheumatischen oder Herzbeschwerden.
Neuralgische Schmerzen mit Kribbeln, Taubheitsempfindungen,
zur Peripherie hin schießend. Steifheit der Augenlider,
Brustschmerz in linken Arm ausstrahlend
bei organischen Herzkrankheiten aber auch Spondylogen,
besser durch Rückwärtsbeugen und Rückenlage,
Übelkeit, Bradycardie,
Rechtsseitenmittel.

Kalmia latifolia

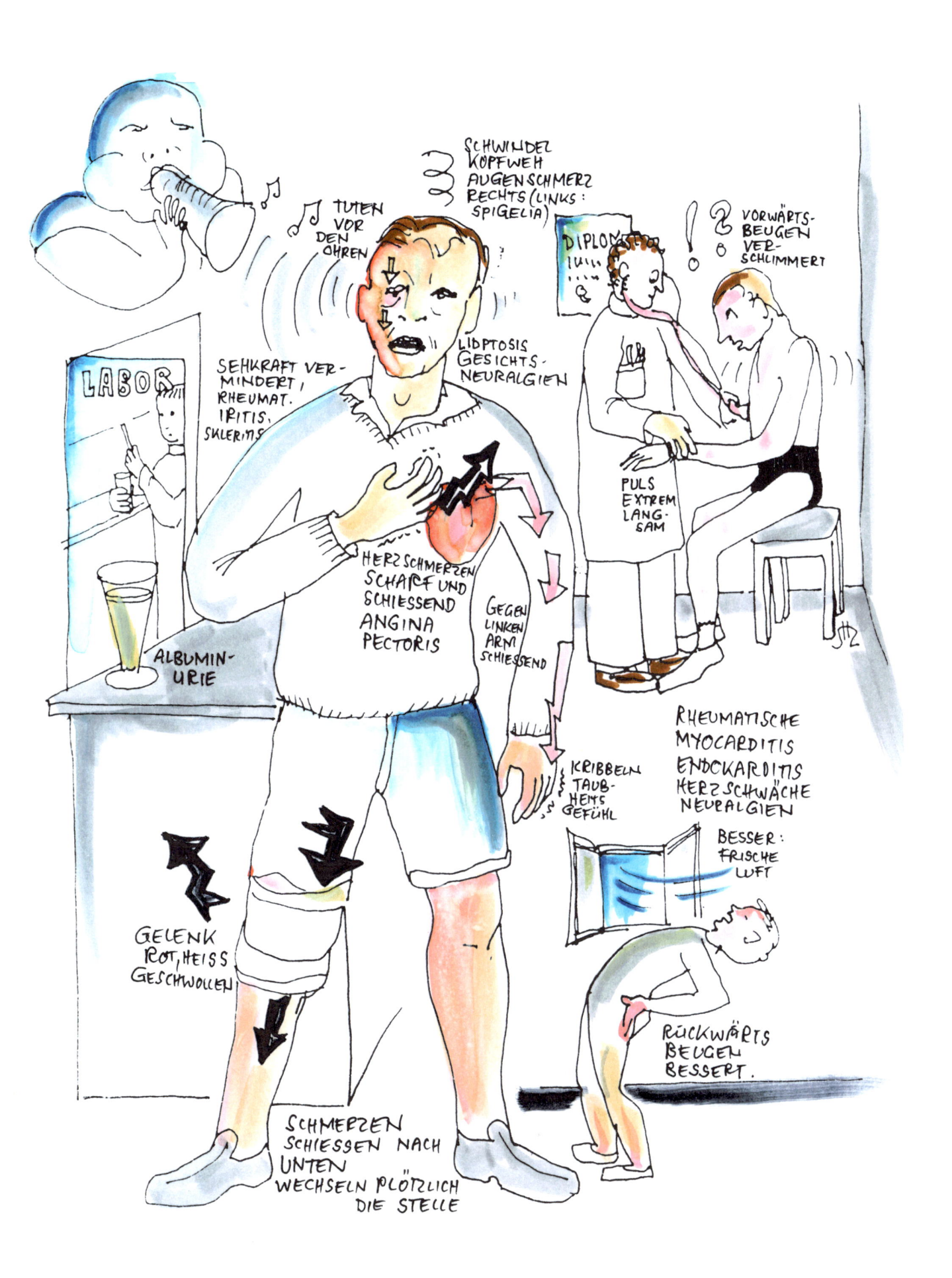

- Schwindel
- Kopfweh
- Augenschmerz rechts (links: Spigelia)
- Tuten vor den Ohren
- Sehkraft vermindert, rheumat. Iritis, Skleritis
- Lidptosis
- Gesichtsneuralgien
- Vorwärtsbeugen verschlimmert
- LABOR
- Albuminurie
- Herzschmerzen scharf und schiessend
- Angina pectoris
- Gegen linken Arm schiessend
- Puls extrem langsam
- Kribbeln Taubheitsgefühl
- Rheumatische Myocarditis
- Endokarditis
- Herzschwäche
- Neuralgien
- Besser: frische Luft
- Gelenk rot, heiss geschwollen
- Rückwärtsbeugen bessert.
- Schmerzen schiessen nach unten, wechseln plötzlich die Stelle

Magnesium phosphoricum
Magnesiumphosphat

Neuralgieschmerz und Krampfmittel,
wenn Schmerzen wellenförmig auftreten,
wie elektrische Schläge und durch
Wärme, Zusammenkrümmen und Druck gebessert werden.
Nervöse, übersensible, gereizte Patienten,
Gesichtsneuralgien, Zahnschmerzen,
Schreibkrampf, Magenkrämpfe, Nabelkoliken,
Darm- Gallen und Nierenkoliken,
Ischias, Dysmenorrhoe.

Magnesium phosphoricum
Neuralgie- und Krampfmittel

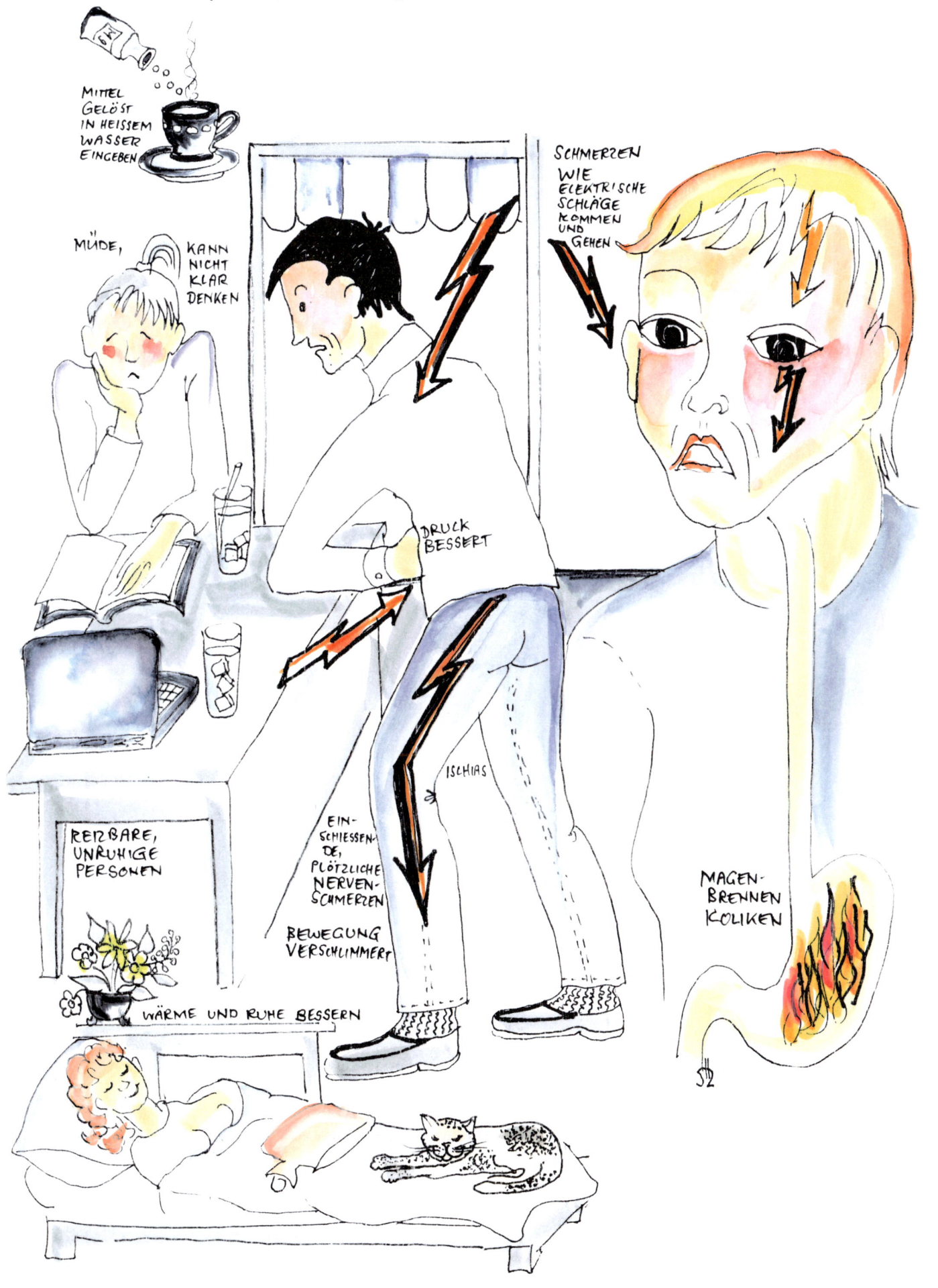

Mittel gelöst in heissem Wasser eingeben

Müde, kann nicht klar denken

Schmerzen wie elektrische Schläge kommen und gehen

Druck bessert

Reizbare, unruhige Personen

Einschiessende, plötzliche Nervenschmerzen

Bewegung verschlimmert

Ischias

Wärme und Ruhe bessern

Magenbrennen Koliken

Natrium sulfuricum
(Glaubersalz)

Missmutig, melancholisch bis zu Suicidgedanken,
Musik erzeugt Traurigkeit,
Heilmittel nach Schädeltraumen,
extreme Empfindlichkeit
auf Feuchtigkeit, nebliges Wetter, Aufenthalt an
Flüssen und Seen, Wetterwechsel von trocken zu feucht.
Morgendurchfälle, die aus dem Bett treiben,
Leberbeschwerden, Diabetes,
Asthma bronchiale (bei Kindern häufig gebraucht),
Erwachen zwischen 4 und 5 Uhr durch Atemnot,
Schmerz im linken Hüftgelenk.

NATRIUM SULFURICUM

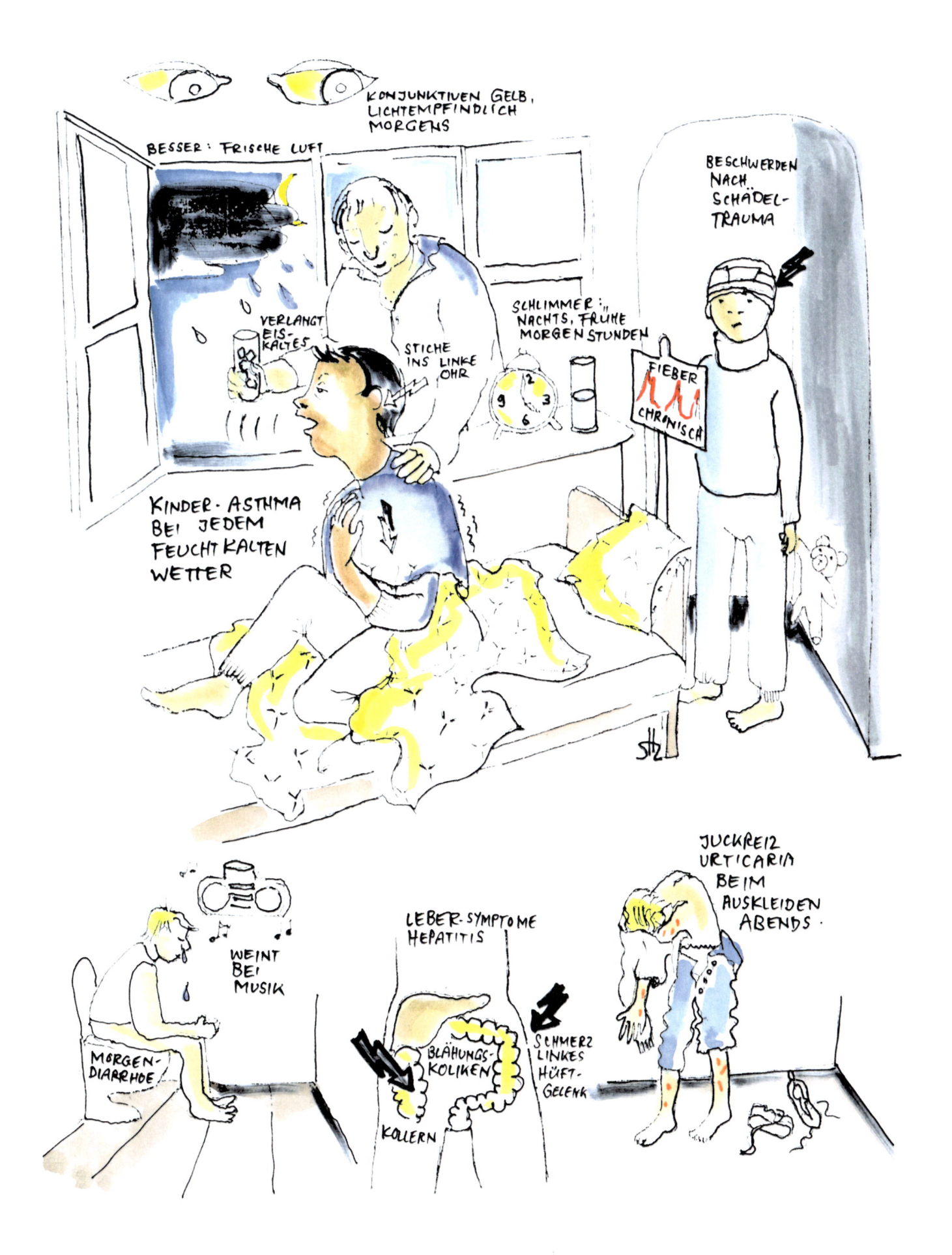

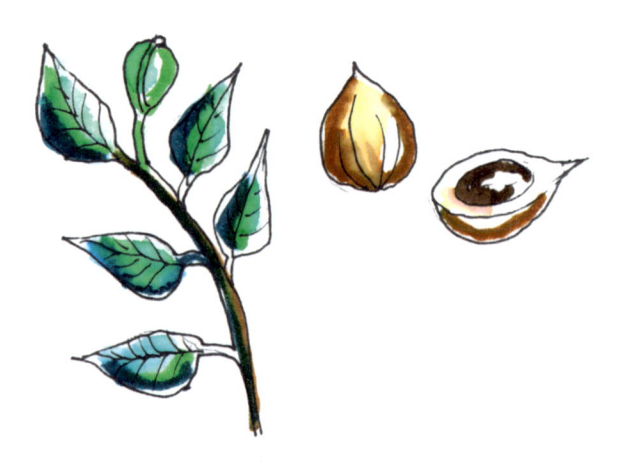

Nux moschata
Muskatnuss

Geistige Verwirrung bis Gedächtnisverlust, Tagesschläfrigkeit
mit der Neigung, in Ohnmacht zu fallen,
kann nicht denken, lebt wie im Traum.
Plötzliche Stimmungswechsel.
Große Trockenheit von Haut und Schleimhäuten,
durstlos, schwitzt kaum.
Schmerz in den Körperteilen, auf denen der Patient liegt.
Magenschmerz beim Essen oder sofort danach.
Trommelbauch, Übelkeit und
Schwangerschaftserbrechen.

Nux moschata

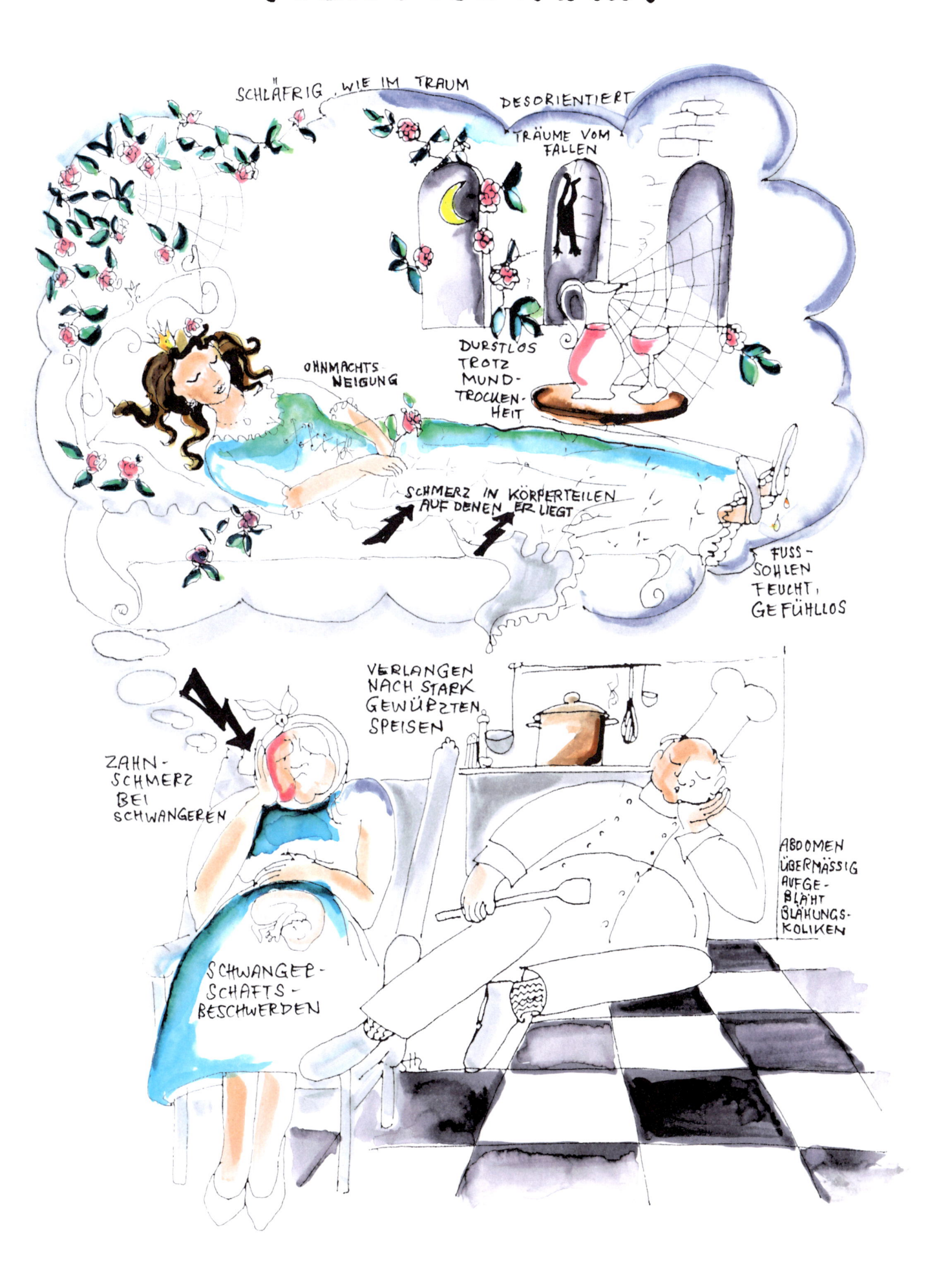

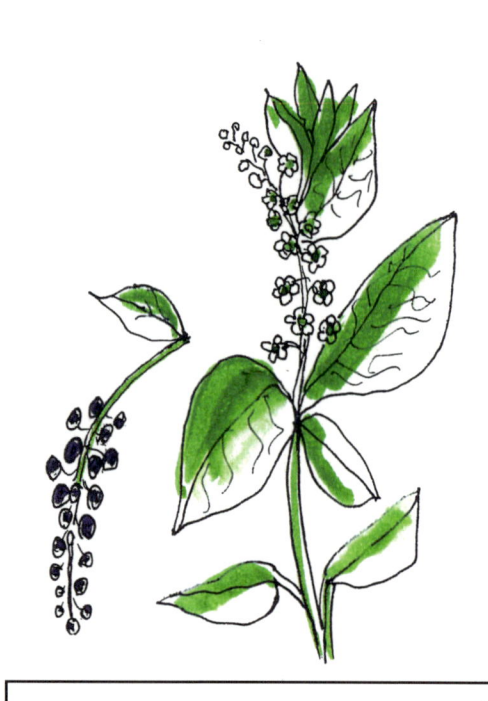

Phytolacca
Kermesbeere

Wirkt vor allem auf Drüsen:
Brustdrüsen, Lymphdrüsen des Halses,
Angina mit dunkelroter Entzündung,
und heftigen Schmerzen, aber kein Speichelfluss,
Parotitis, Laryngitis,
schmerzhafte, knotige Brüste, Mastitis, Schmerzen beim Stillen,
Brustabszess. Rheuma der rechten Schulter.
Feucht-kaltes Wetter verschlimmert.

(Complement: Silicea)

PHYTOLACCA

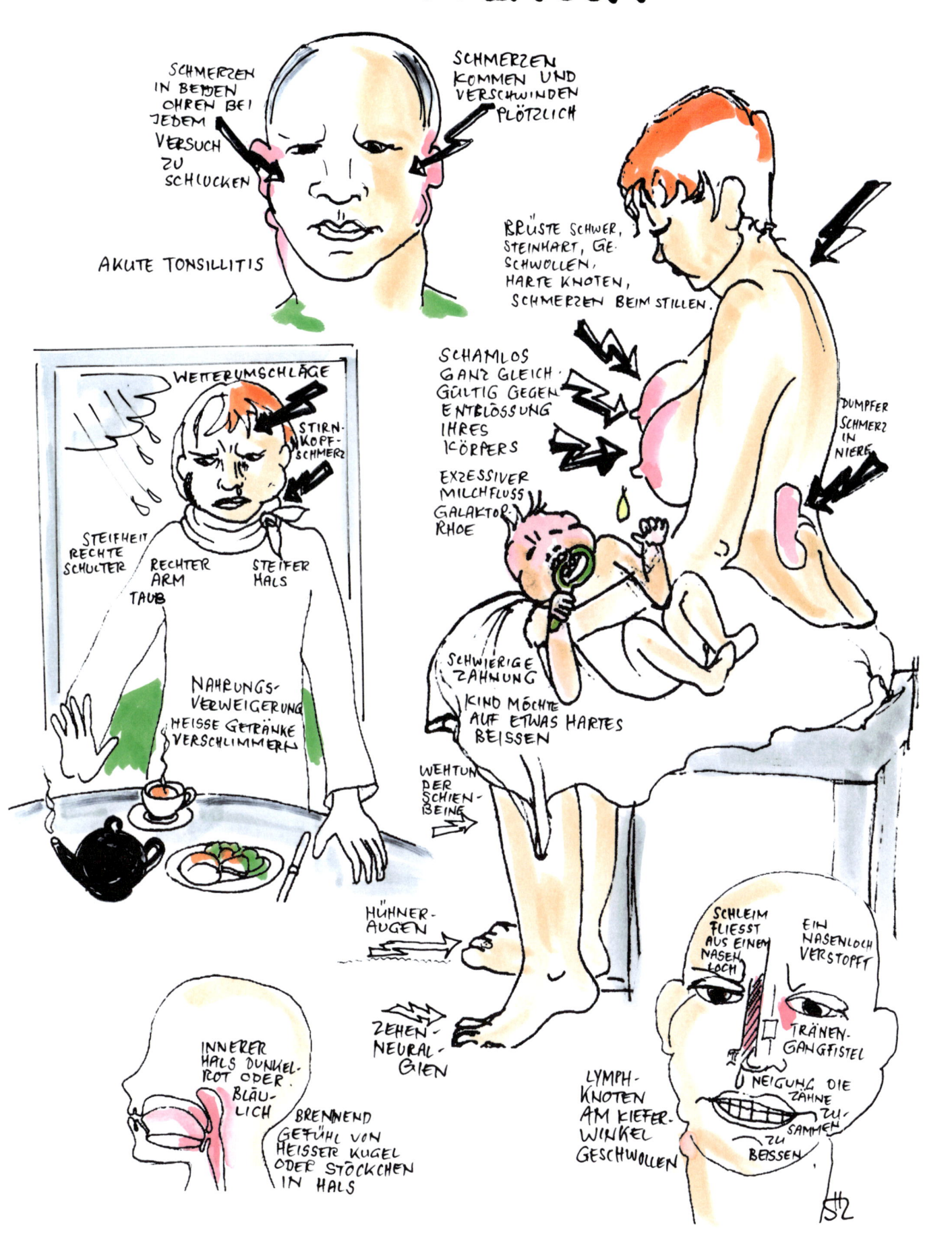

Akute Tonsillitis
- Schmerzen in beiden Ohren bei jedem Versuch zu schlucken
- Schmerzen kommen und verschwinden plötzlich

Wetterumschläge
- Stirnkopfschmerz
- Steifheit rechte Schulter
- Rechter Arm taub
- Steifer Hals
- Nahrungsverweigerung
- Heisse Getränke verschlimmern

- Brüste schwer, steinhart, geschwollen, harte Knoten, Schmerzen beim Stillen
- Schamlos, ganz gleichgültig gegen Entblössung ihres Körpers
- Exzessiver Milchfluss, Galaktorrhoe
- Dumpfer Schmerz in Niere
- Schwierige Zahnung
- Kind möchte auf etwas Hartes beissen
- Wehtun der Schienbeine
- Hühneraugen
- Zehenneuralgien

- Innerer Hals dunkelrot oder bläulich
- Brennend Gefühl von heisser Kugel oder Stöckchen in Hals
- Schleim fliesst aus einem Nasenloch
- Ein Nasenloch verstopft
- Tränengangfistel
- Neigung die Zähne zusammen zu beissen
- Lymphknoten am Kieferwinkel geschwollen

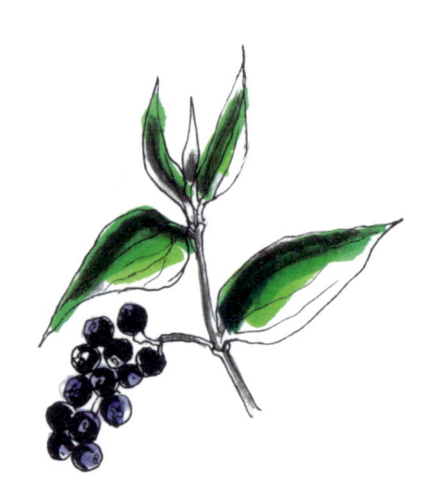

Piper methysticum
(Kava-kava)

Sensibel, ruhelos, exaltierte Stimmung,
bis schläfrig, schweigsam, mit Verlust der Muskelkraft.
Beschwerden bessern sich durch Ablenkung oder Lagewechsel,
Schmerz im rechten Arm, Lähmungsgefühl in den Händen,
Haut schuppig, Abfall der Schuppen hinterlässt weiße Flecken,
Lepra (im Frühstadium),
vermehrter Urin, Zystitis,
als Tiefpotenz bewährt gegen Prüfungsangst.

PIPER METHYSTICUM

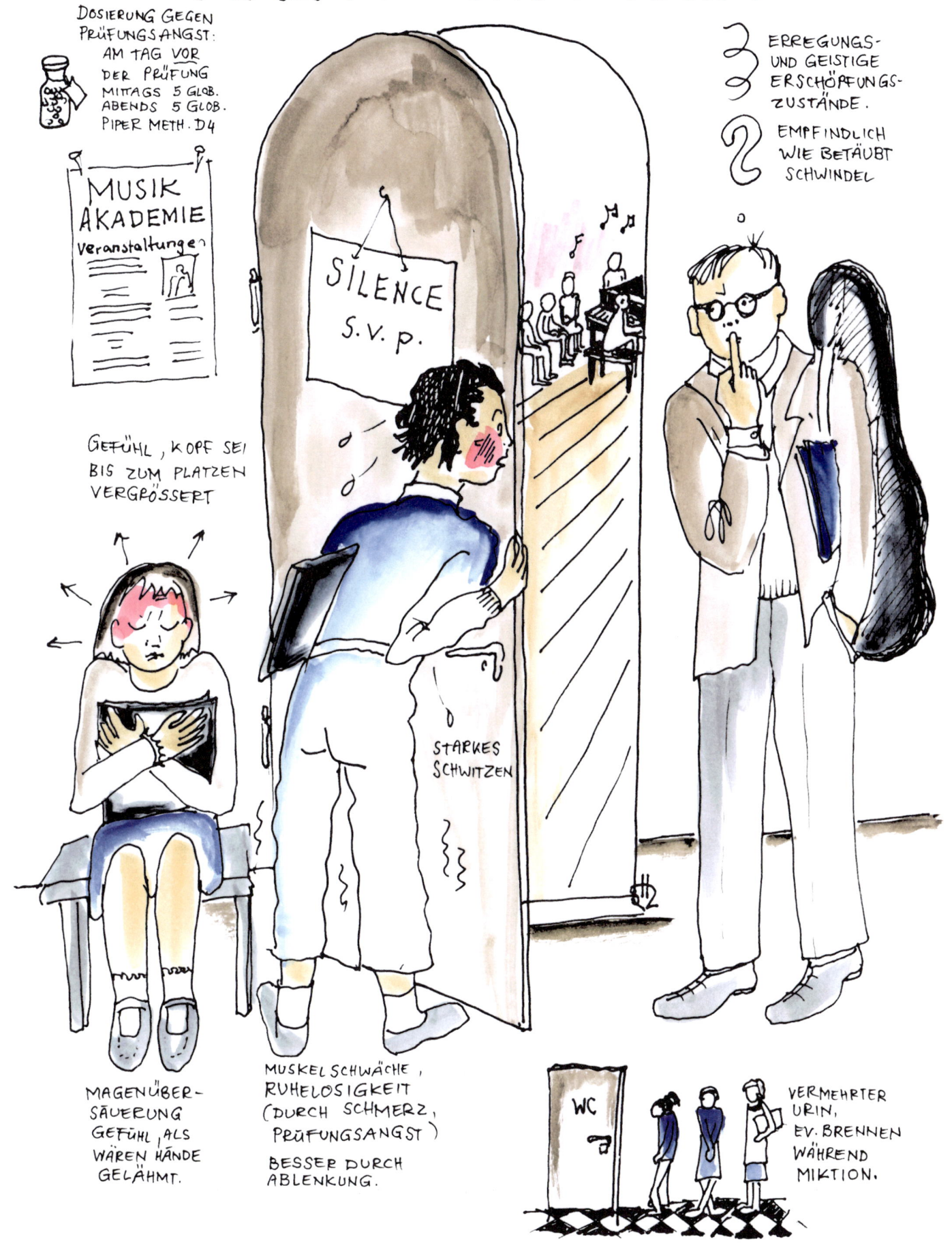

DOSIERUNG GEGEN PRÜFUNGSANGST: AM TAG VOR DER PRÜFUNG MITTAGS 5 GLOB. ABENDS 5 GLOB. PIPER METH. D4

MUSIK AKADEMIE Veranstaltungen

GEFÜHL, KOPF SEI BIS ZUM PLATZEN VERGRÖSSERT

ERREGUNGS- UND GEISTIGE ERSCHÖPFUNGS- ZUSTÄNDE.

EMPFINDLICH WIE BETÄUBT SCHWINDEL

SILENCE S.V.P.

STARKES SCHWITZEN

MAGENÜBER- SÄUERUNG GEFÜHL, ALS WÄREN HÄNDE GELÄHMT.

MUSKELSCHWÄCHE, RUHELOSIGKEIT (DURCH SCHMERZ, PRÜFUNGSANGST) BESSER DURCH ABLENKUNG.

WC

VERMEHRTER URIN, EV. BRENNEN WÄHREND MIKTION.

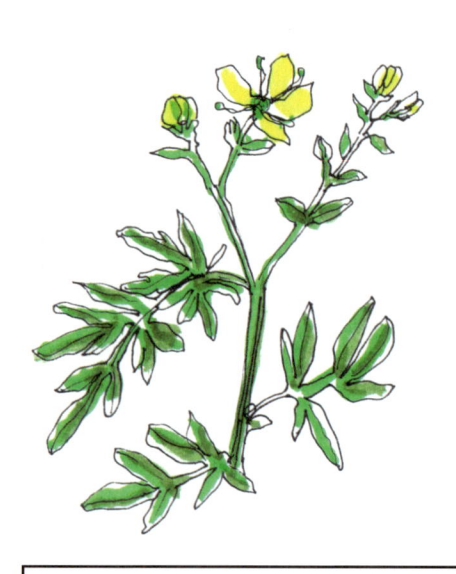

Ruta graveolens
Weinraute

„Rheuma plus Augensymptome":
wirkt auf Periost, Knorpel, Beugesehnen, Gelenke.
Gute Wirkung nach Distorsionen und Luxationen, Frakturen,
wenn nach Arnica noch Beschwerden,
Kopfschmerzen nach Anstrengung der Augen,
Gefühl wie Feuerbälle in den Augenhöhlen,
Akkomodationsstörungen, Schwachsichtigkeit,
Knoten in den Handtellern, Handgelenksschmerzen
(Hauptmittel bei Carpaltunnelsyndrom), Ischialgie,
Schmerz in den Oberschenkeln beim Gliederstrecken,
Schmerzen in Achillessehne, in Fußknochen
Schwellung der Knöchel.

(Complement: Calc. phos.)

RUTA GRAVEOLENS → komplementär: Calc. phos.!

FEUCHTE KÄLTE VERSCHLIMMERT

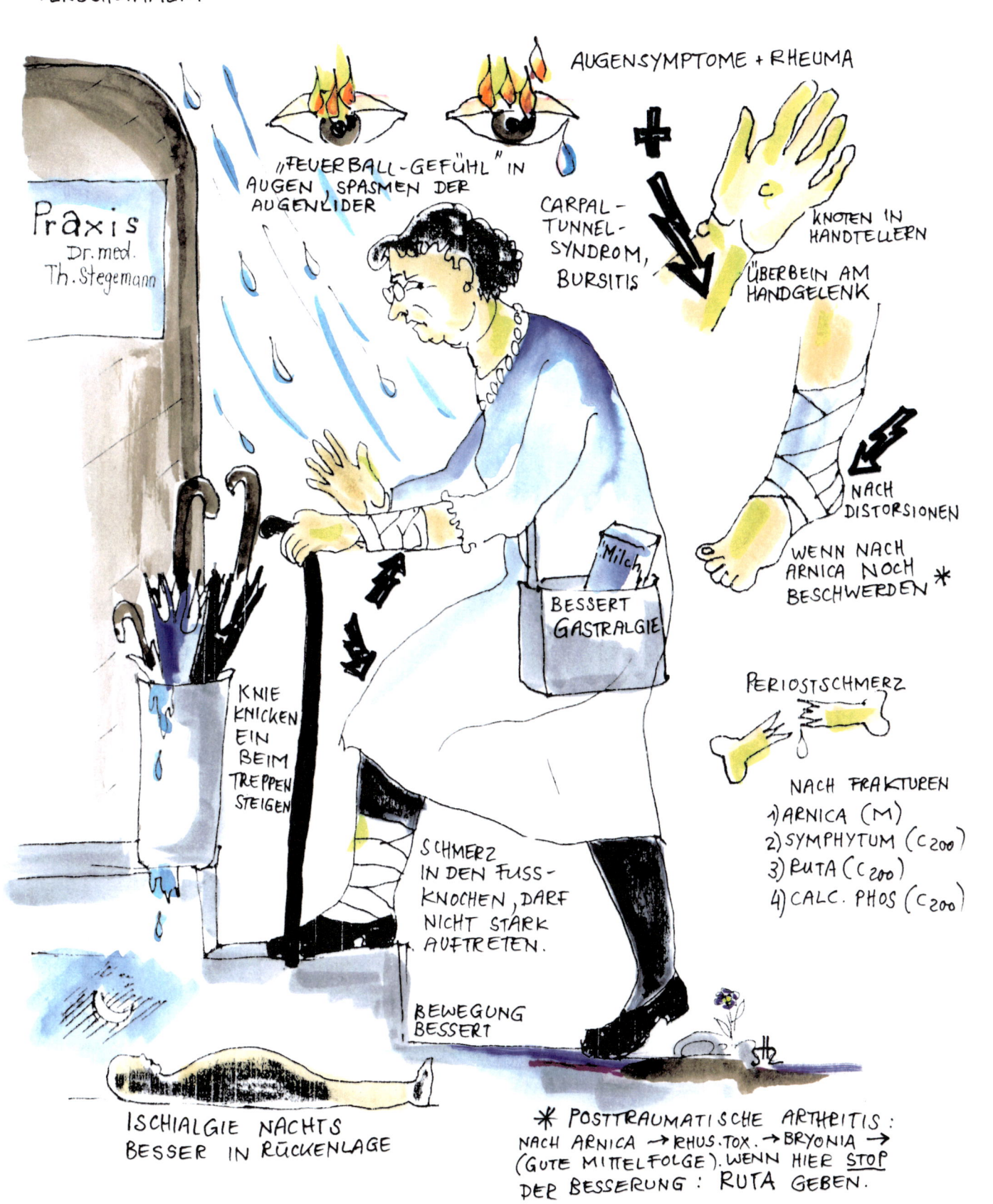

"FEUERBALL-GEFÜHL" IN AUGEN, SPASMEN DER AUGENLIDER

AUGENSYMPTOME + RHEUMA

CARPAL-TUNNEL-SYNDROM, BURSITIS

KNOTEN IN HANDTELLERN

ÜBERBEIN AM HANDGELENK

Praxis Dr. med. Th. Stegemann

BESSERT GASTRALGIE

NACH DISTORSIONEN

WENN NACH ARNICA NOCH BESCHWERDEN *

KNIE KNICKEN EIN BEIM TREPPENSTEIGEN

SCHMERZ IN DEN FUSSKNOCHEN, DARF NICHT STARK AUFTRETEN.

BEWEGUNG BESSERT

PERIOSTSCHMERZ

NACH FRAKTUREN
1) ARNICA (M)
2) SYMPHYTUM (C200)
3) RUTA (C200)
4) CALC. PHOS (C200)

ISCHIALGIE NACHTS BESSER IN RÜCKENLAGE

* POSTTRAUMATISCHE ARTHRITIS: NACH ARNICA → RHUS.TOX. → BRYONIA → (GUTE MITTELFOLGE). WENN HIER STOP DER BESSERUNG: RUTA GEBEN.

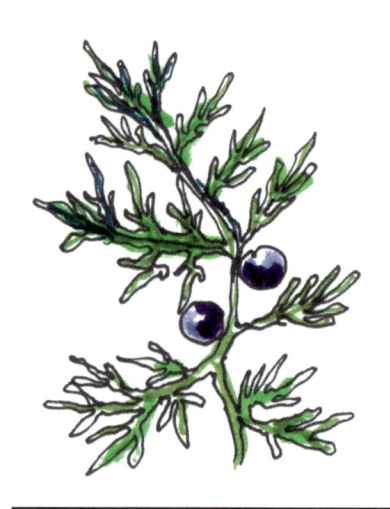

Sabina
(Sadebaum)

Wirkung v.a. auf den Uterus,
in der Schwangerschaft: Bei habituellem Abort,
Obstipation und Sodbrennen, bei
Mensesstörungen: Bei unregelmäßigen, zu starken
Blutungen (mit hellrotem Blut), Dysmenorrhoe,
gesteigerter Harndrang, reichliche Urinmengen,
Gelenkschmerzen, v.a. gichtartige
Schwellung und Schmerzen in Großzehe.

SABINA

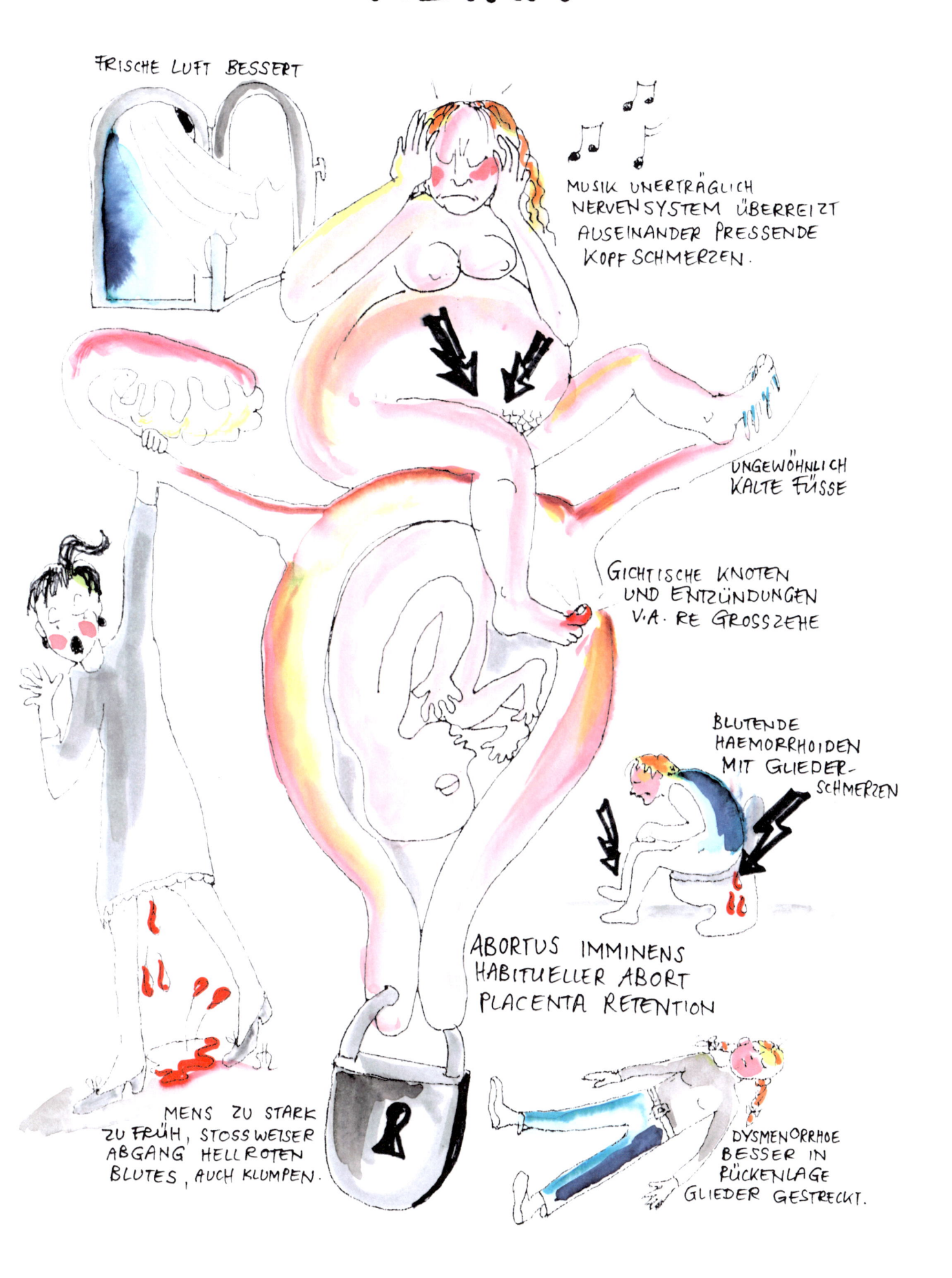

FRISCHE LUFT BESSERT

MUSIK UNERTRÄGLICH
NERVENSYSTEM ÜBERREIZT
AUSEINANDER PRESSENDE
KOPFSCHMERZEN.

UNGEWÖHNLICH KALTE FÜSSE

GICHTISCHE KNOTEN
UND ENTZÜNDUNGEN
V.A. RE GROSSZEHE

BLUTENDE
HAEMORRHOIDEN
MIT GLIEDER-
SCHMERZEN

ABORTUS IMMINENS
HABITUELLER ABORT
PLACENTA RETENTION

MENS ZU STARK
ZU FRÜH, STOSSWEISER
ABGANG HELLROTEN
BLUTES, AUCH KLUMPEN.

DYSMENORRHOE
BESSER IN
RÜCKENLAGE
GLIEDER GESTRECKT.

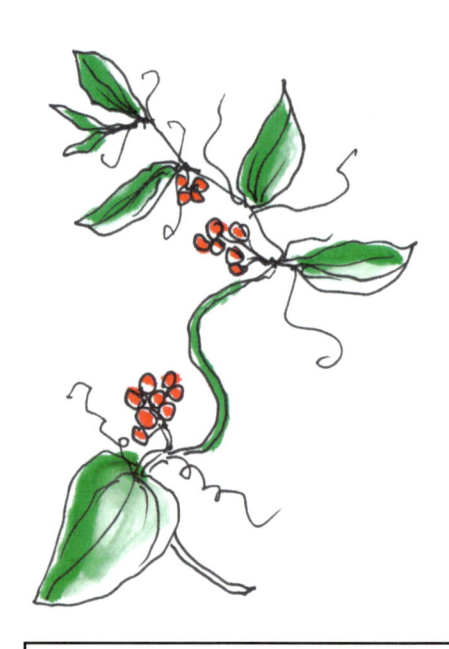

Sarsaparilla
(Stechwinde)

Häufig indiziert bei Blasenentzündung, Nierenkoliken,
Schmerzen und Zwang am Ende der Miktion.
Urin spärlich mit flockigem, sandigem oder blutigem Sediment.
Speichelfluss, Durstlosigkeit.
Haut: heftig juckende Hautausschläge,
Quaddeln, Papeln, Pusteln, Bläschen, nässend und eiternd,
Bläschen an den Fingern,
juckende Ausschläge an den Genitalien,
übler Geruch der Genitalgegend.

SARSAPARILLA

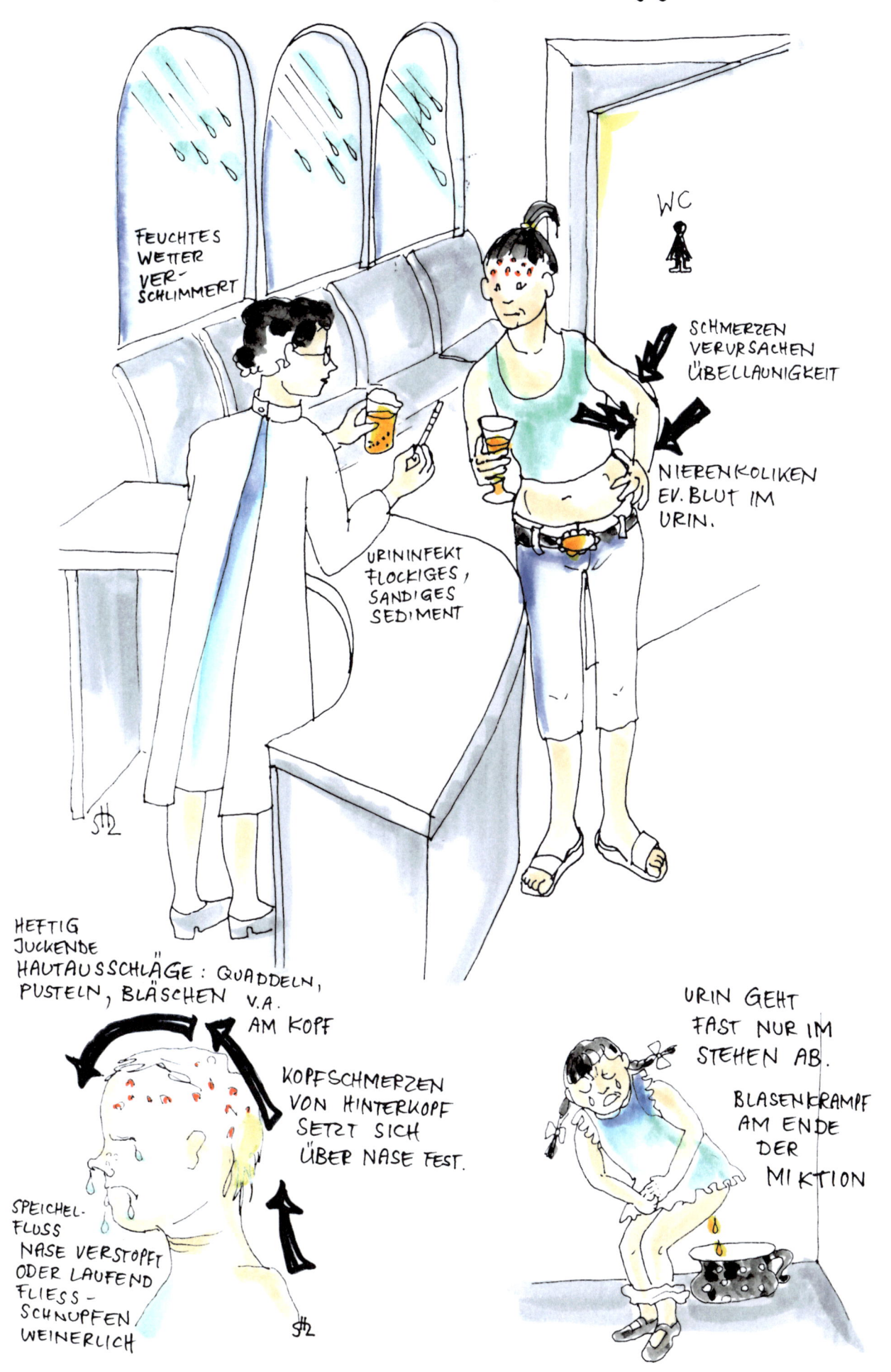

FEUCHTES WETTER VERSCHLIMMERT

SCHMERZEN VERURSACHEN ÜBELLAUNIGKEIT

NIERENKOLIKEN EV. BLUT IM URIN.

URININFEKT FLOCKIGES, SANDIGES SEDIMENT

HEFTIG JUCKENDE HAUTAUSSCHLÄGE: QUADDELN, PUSTELN, BLÄSCHEN V.A. AM KOPF

KOPFSCHMERZEN VON HINTERKOPF SETZT SICH ÜBER NASE FEST.

SPEICHELFLUSS NASE VERSTOPFT ODER LAUFEND FLIESSSCHNUPFEN WEINERLICH

URIN GEHT FAST NUR IM STEHEN AB.

BLASENKRAMPF AM ENDE DER MIKTION

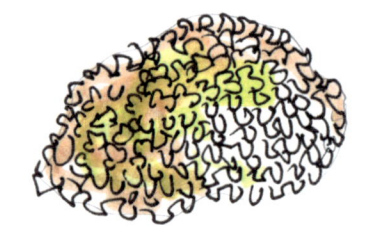

Spongia tosta
Meerschwamm

Ängstlich und schreckhaft,
kruppöse Laryngitis,
unaufhaltsamer, trockener, bellender Husten
aus einer tiefen Stelle der
Brust, schmerzhaft; wie wund.
Hustet bei Tag und bei Nacht.
Atmung erschwert, wie durch
einen Schwamm hindurch,
kurze Linderung durch Essen und Trinken,
Drüsenschwellungen und Entzündungen:
Basedow- Struma, Orchitis, Epididymitis.

SPONGIA TOSTA

QUÄLENDER, KONSTANTER KRAMPFHAFTER, TROCKENER HUSTEN MIT ERSTICKUNGSGEFÜHL

NACH KALTEM WIND (VERGL. ACONITUM)

SCHLIMMER NACHTS

BESSER KÜHLE LUFT

KRUPP-MITTEL (DD. ACONIT: → SOBALD HUSTEN RASSELND: → HEPAR. SULF.)

WARME GETRÄNKE OD. WENIG ESSEN BESSERN VORÜBERGEHEND.

LIEGEN VERSCHLIMMERT

AKUTES ERSTICKUNGSGEFÜHL, ALS OB STÖPSEL IN KEHLE STECKE

EXOPHTHALMUS

KLAPPENINSUFFIZIENZ, AORTENANEURYSMA ENDOCARDITIS

NÄCHTLICHE HEFTIGE PALPITATIONEN

SCHILDDRÜSENSCHWELLUNG KROPF

SCHMERZHAFTE HODENSCHWELLUNG

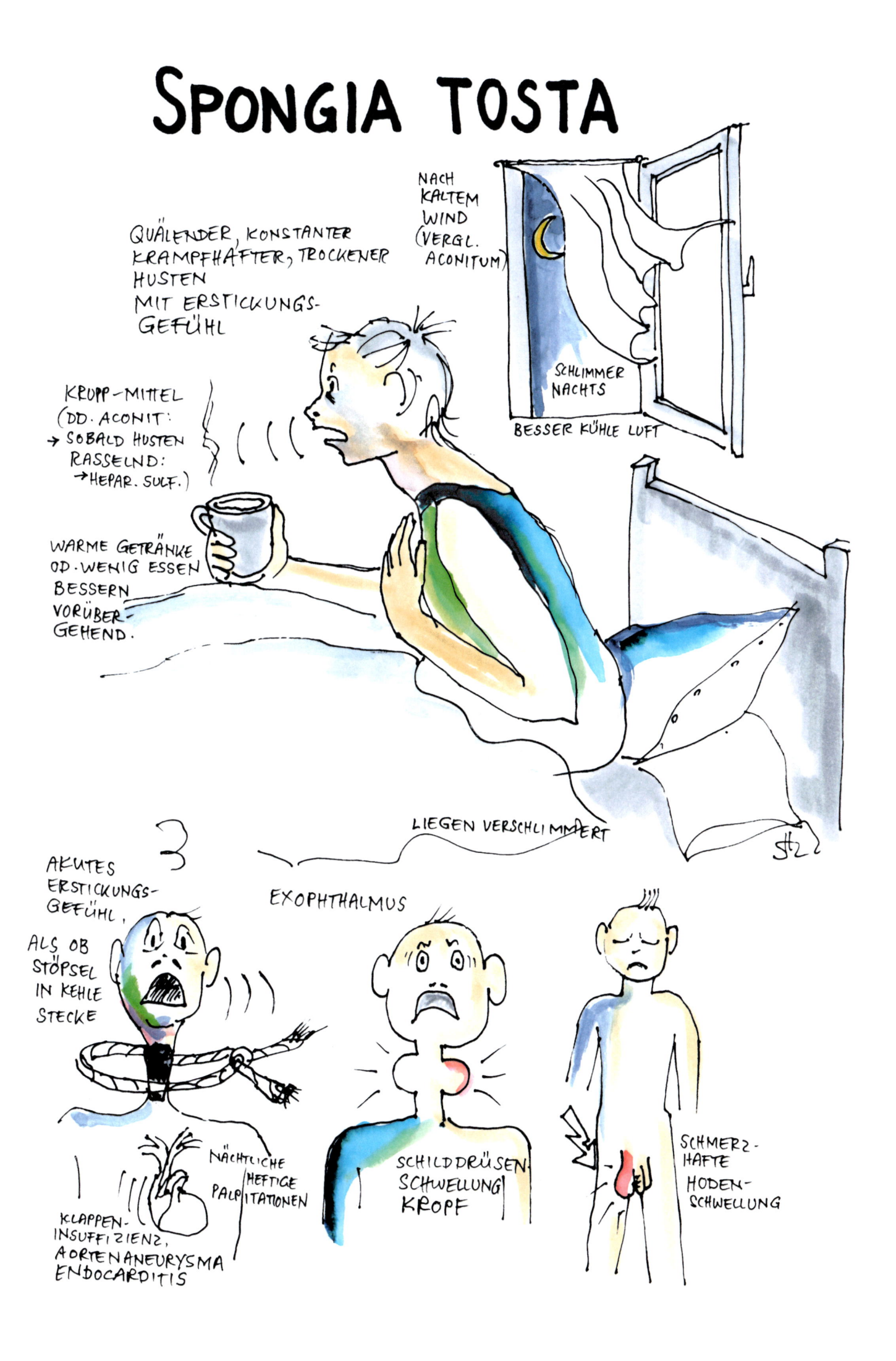

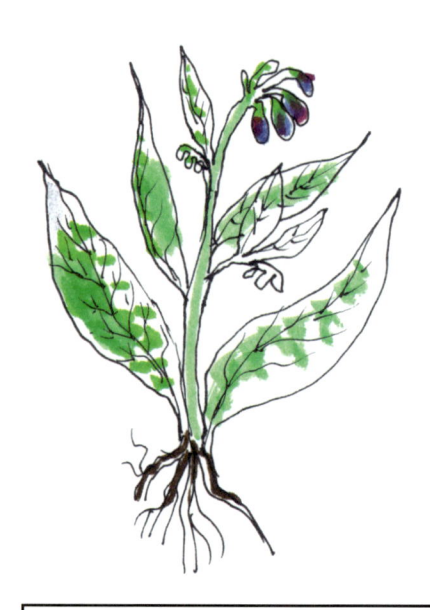

Symphytum
(Beinwell, Wallwurz)

Zur Beschleunigung der Heilung von
Knochenfrakturen und Periostverletzungen;
regt die Kallusbildung an.
Kann Pseudoarthrosen oft nach
langer Zeit noch heilen.

Symphytum

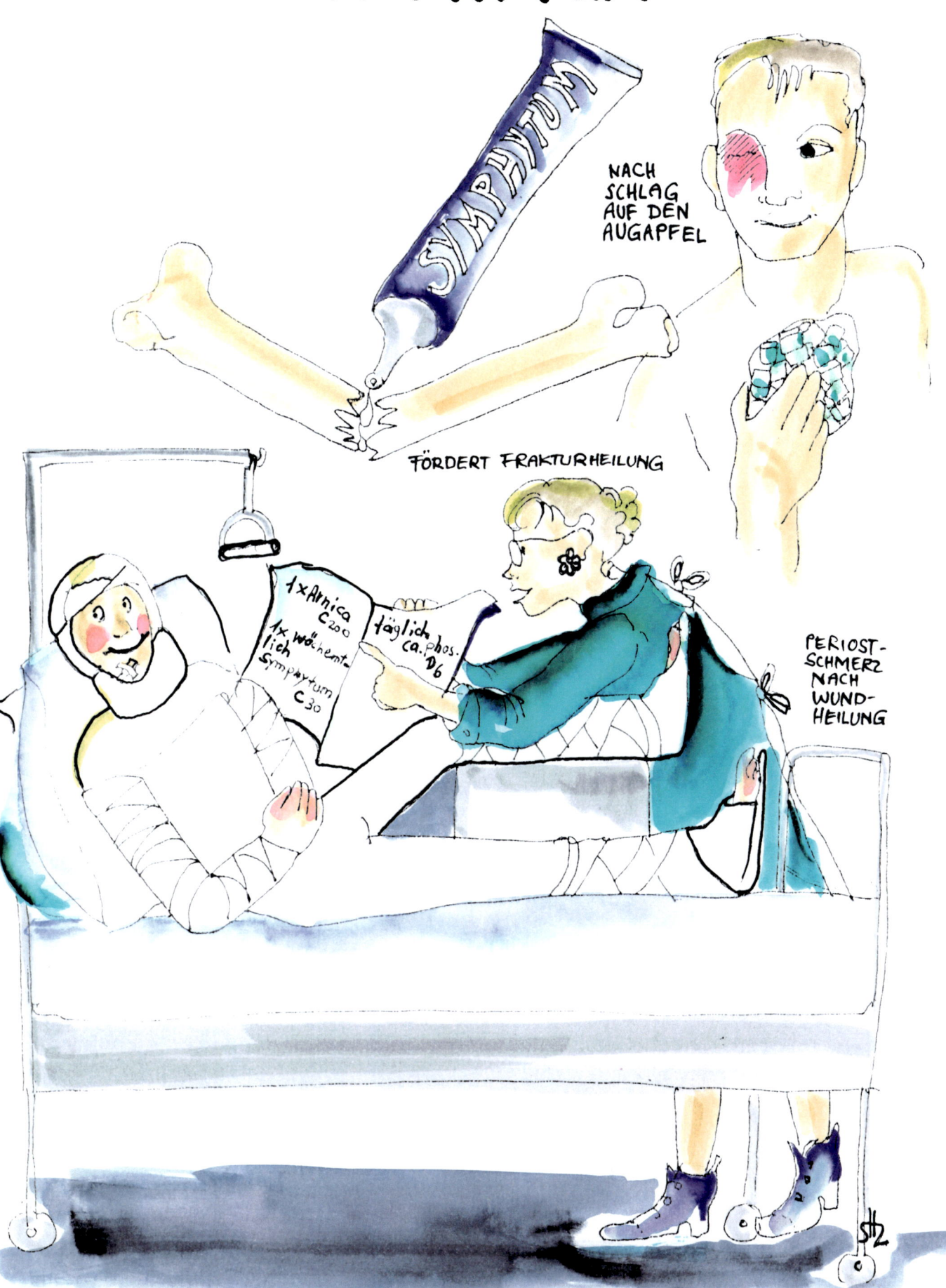

NACH SCHLAG AUF DEN AUGAPFEL

FÖRDERT FRAKTURHEILUNG

1× Arnica C200 täglich
1× wöchentlich Symphytum C30
ca. phos. D6

PERIOST-SCHMERZ NACH WUND-HEILUNG

X- Ray
(röntgenbestrahlter Alkohol)

Allgemeine Müdigkeit,
grundlose Abmagerung,
Schlaflosigkeit,
stechende Schmerzen in Kopf und Gesicht,
Blutandrang an Nasenwurzel, Klingen im Kopf,
Haarausfall, Schluckbeschwerden, Übelkeit.
Rheumatische Schmerzen in den Gliedern,
Haut trocken, entzündet, juckend, ekzematös, rissig.
Alles schlimmer abends und nachts.

X-RAY

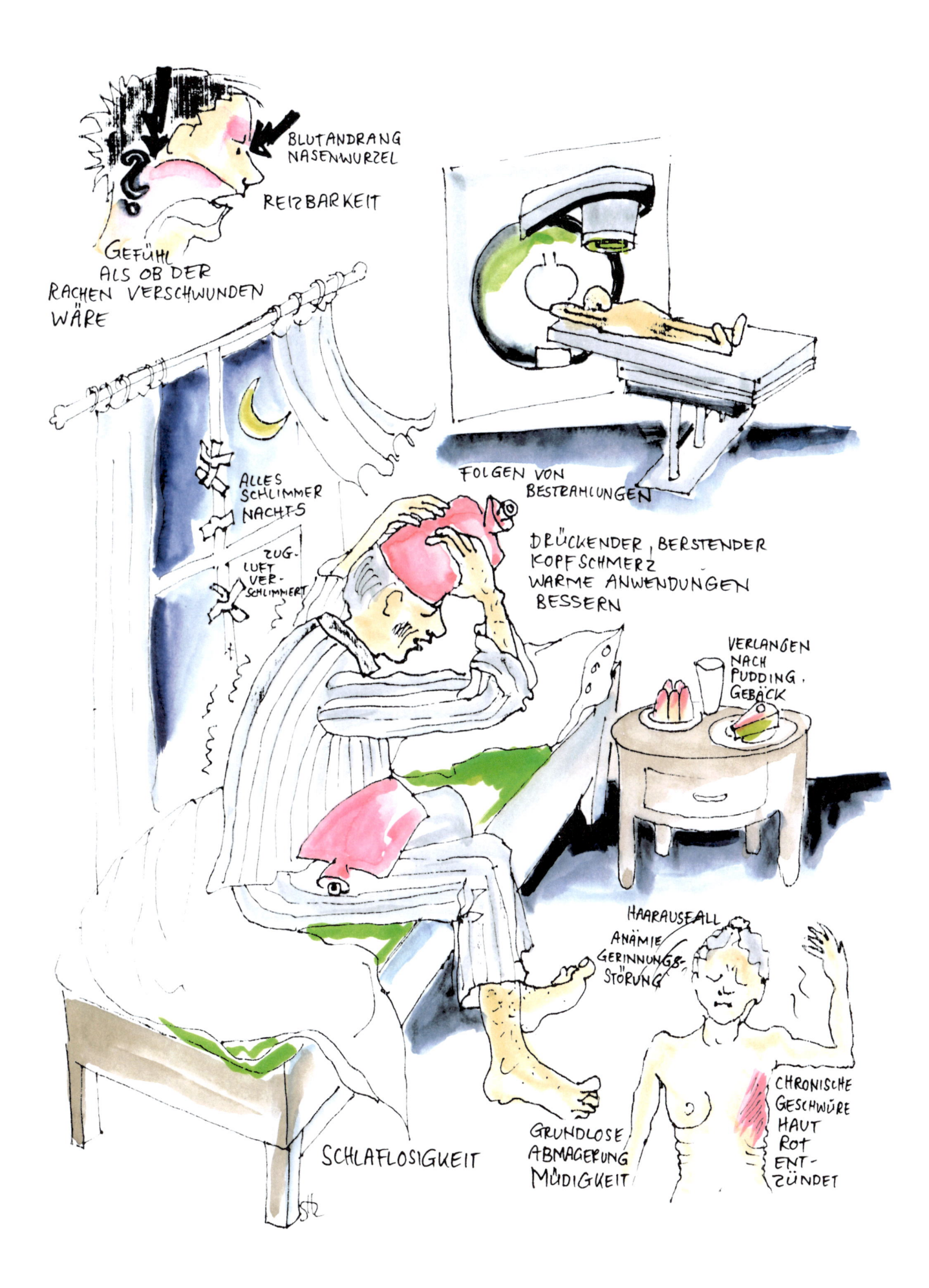

BLUTANDRANG NASENWURZEL

REIZBARKEIT

GEFÜHL ALS OB DER RACHEN VERSCHWUNDEN WÄRE

ALLES SCHLIMMER NACHTS

ZUGLUFT VERSCHLIMMERT

FOLGEN VON BESTRAHLUNGEN

DRÜCKENDER, BERSTENDER KOPFSCHMERZ
WARME ANWENDUNGEN BESSERN

VERLANGEN NACH PUDDING, GEBÄCK

HAARAUSFALL
ANÄMIE
GERINNUNGSSTÖRUNG

SCHLAFLOSIGKEIT

GRUNDLOSE ABMAGERUNG
MÜDIGKEIT

CHRONISCHE GESCHWÜRE
HAUT ROT ENTZÜNDET

Quellennachweis und weiterführende Literatur

- Allen H.S.: Allen´s Key Notes, B. Jain Publishers, New Dehli

- Berendt J. E.: Nada Brahma, Die Welt ist Klang, Rowohlt, Reinbek 1985

- Boericke W.: Homoeopathic Materia Medica, Indian Books, Karol Bagh, New Dehli

- Brennan B.A.: Lichtheilung, Goldmann, München 1985

- Capra F.: Der kosmische Reigen, Barth, München 1983

- Coulter C., Portraits homöopathischer Arzneimittel I und II, Haug, Heidelberg 1989 und 1992

- Dorsci M.: Homöopathie, Arzneimittellehre, Haug, Heidelberg 1983

- Fontaine J.: Heilung beginnt im Unsichtbaren, Kösel, München 1983

- Ghegas V.: The Classical Homoepathic Lectures of, Volume A-G Homeo Study. Genk Belgium, 1987-1990

- Govinda L. A.: Grundlagen tibetischer Mystik, Barth, Weilheim/Obb. 1985

- Hahnemann S.: Organon der Heilkunst, Schwabe, Leipzig 1921

- Jacobi J.: Die Psychologie von C. G. Jung, Zürich 1967

- Jus S. M.: Vorlesungen über Materia Medica, (unveröffentlicht, SHI, CH-Steinhausen)

- Kent J.T.: Lectures on Homeopathic Philosophy, Jain Publishers New Dehli, 1986

- Kent J. T.: Kent´s Arzneimittelbilder, Haug, Heidelberg 1986

- Lakhovsky G.: Das Geheimnis des Lebens, VGM für Ganzheitsmedizin, Essen 1981

- Lowen A.: Körperausdruck und Persönlichkeit, Kösel, München 1981

- Morrison R., M.D. Desktop Guide, Hahnemann Clinic Publishing. Albany USA, 1993

- Nash E. B.: Leitsymptome in der homöopathischen Therapie, Haug, Heidelberg 1986

- Neumann E.: Ursprungsgeschichte des Bewusstseins, Fischer, Frankfurt a. M. 1986

- Ott J. N.: Effects Of Natural And Artificial Light On Man And Other Living Things, Old Greenwich, Conn. 1973

- Outspensky P. D.: Terrtium Organum, Barth, Weilheim Obb. 1973
- Outspensky P. D.: Auf der Suche nach dem Wunderbaren, Barth, Weilheim Obb. 1980
- Paracelsus, Sämtliche Werke von Theophrast von Hohenheim gen. Paracelsus, 20 Bde. München 1922/65
- Reich W.: Die Entdeckung des Orgons, Fischer, Frankfurt a. M. 1979
- Roberts J.: Gespräche mit Seth, Ariston, Genf 1979
- Roberts J.: Von der ewigen Gültigkeit der Seele, Ariston, Genf 1981
- Sankaran R.: The Spirit of Homoepathy, Bombay, India 1991
- Sanders L.: Die Farben Deiner Aura, Goldmann 1990
- Seattle: Wir sind ein Teil der Erde, Olten und Freiburg i. Br. 1982
- Sheldrake R.: Das schöpferische Universum. Die Theorie des morphogenetischen Feldes, Meyster, München 1983
- Tansley D. V.: Energiekörper, Kösel, München 1985
- Tompkins P.: Das geheime Leben der Pflanzen, Fischer Tb., Frankfurt a. M. 1977
- Vermeulen F.: Synoptic Materia Medica, Merlijn Publishers, Haarlem, The Netherlands 1992
- Voegeli A.: Leit- und wahlanzeigende Symptome der Homöopathie, Haug, Heidelberg 1986
- Von Inhoffen H.: Yoga, Wissen der Vergangenheit, Wissenschaft der Zukunft, Kailash, Hugendubel, München 1983
- Zukav G.: Die tanzenden Wu Li Meister, Der östliche Pfad zum Verständnis der modernen Physik, Rowohlt GmbH, Reinbek 1981

INHALTSVERZEICHNIS

BAND

ACIDUM NITRICUM I
ACIDUM PHOSPHORICUM II
ACIDUM PICRINICUM III
ACONITUM I
AETHUSA CYNAPIUM III
AGARICUS III
ALLIUM CEPA II
ALUMINA III
AMBRA GRISEA III
ANACARDIUM II
ANTIMON CRUDUM III
ANTIMON TARTARICUM III
APIS II
ARGENTUM NITRICUM I
ARNICA I
ARSEN I
ASA FOETIDA III
AURUM II
BARIUM CARBONICUM II
BELLADONNA I
BERBERIS VULGARIS III
BORAX III
BRYONIA I
BUFO RANA III
CACTUS GRANDIFLORUS II
CALCAREA SILICATA III
CALCIUM CARBONICUM I
CALCIUM PHOSPHORICUM II
CANNABIS INDICA III
CANTHARIS II
CAPSICUM III
CARBO VEGETABILIS II
CARCINOSINUM I
CAULOPHYLLUM III

	BAND
CAUSTICUM	II
CHAMOMILLA	II
CHELIDONIUM	II
CHINA	I
CIMICIFUGA	II
CINA	II
COFFEA	I
COLCHICUM	III
COLOCYNTHIS	II
CONIUM	II
CUPRUM	II
CYCLAMEN	II
DULCAMARA	III
EUPATORIUM PERFOLIATUM	III
FERRUM	II
GELSEMIUM	I
GLONOINUM	II
GRAPHITES	II
HEPAR SULFURIS	II
HYOSCIAMUS	I
HYPERICUM	II
IGNATIA	I
IPECACUANHA	II
JODUM	II
KALIUM BICHROMICUM	I
KALIUM CARBONICUM	I
KALMIA LATIFOLIA	III
LACHESIS	I
LEDUM	I
LILIUM TIGRINUM	II
LYCOPODIUM	I
MAGNESIUM PHOSPHORICUM	III
MEDORRHINUM	I
MAGNESIUM CARBONICUM	II

	BAND
MERCURIUS	II
NAJA TRIPUDIANS	II
NATRIUM MURIATICUM	I
NATRIUM SULFURICUM	III
NUX MOSCHATA	III
NUX VOMICA	I
OPIUM	II
PETROLEUM	I
PHOSPHOR	I
PHYTOLACCA	III
PIPER METHYSTICUM	III
PLATINUM	II
PSORINUM	II
PULSATILLA	I
RHUS TOXICODENDRON	I
RUTA GRAVEOLENS	III
SABINA	III
SARSAPARILLA	III
SEPIA	I
SILICEA	I
SPONGIA TOSTA	III
STAPHISAGRIA	I
STRAMONIUM	II
SULFUR	I
SYMPHYTUM	III
SYPHILINUM	I
TARANTULA	I
THUJA OCCIDENTALIS	I
TUBERCULINUM	I
VERATRUM ALBUM	II
X-RAY	III
ZINCUM	I

Reihenübersicht
„Homöopathische Arzneimitteltypen"

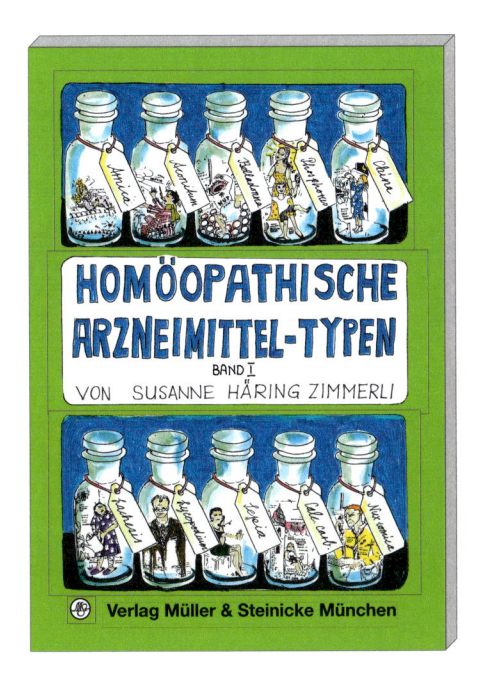

Band 1
ISBN 3-87569-155-5

Band 2
ISBN 3-87569-160-1

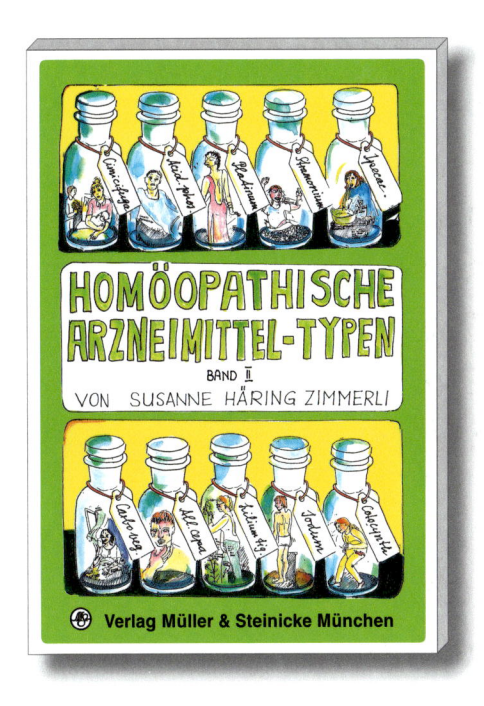

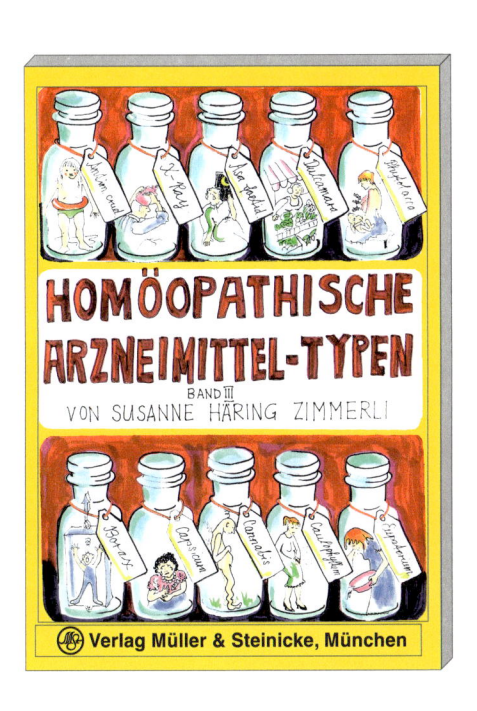

Band 3
ISBN-10 3-87569-188-1
ISBN-13 978-3-87569-188-7